BEI GRIN MACHT SICH IH.
WISSEN BEZAHLT

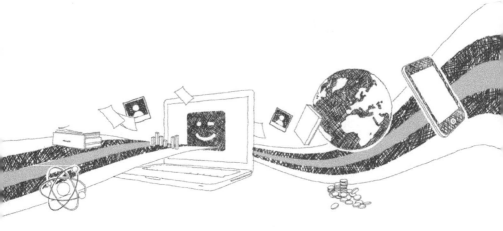

- Wir veröffentlichen Ihre Hausarbeit,
  Bachelor- und Masterarbeit

- Ihr eigenes eBook und Buch -
  weltweit in allen wichtigen Shops

- Verdienen Sie an jedem Verkauf

Jetzt bei www.GRIN.com hochladen
und kostenlos publizieren

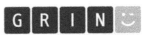

Bibliografische Information der Deutschen Nationalbibliothek:

Die Deutsche Bibliothek verzeichnet diese Publikation in der Deutschen National-
bibliografie; detaillierte bibliografische Daten sind im Internet über http://dnb.d-
nb.de/ abrufbar.

Impressum:

Copyright © 2017 GRIN Verlag
Druck und Bindung: Books on Demand GmbH, Norderstedt Germany
ISBN: 9783346005939

Dieses Buch bei GRIN:

https://www.grin.com/document/497513

Uta Krugmann

Sensomotorische Interventionen bei Stoffwechselerkrankungen

Eine Untersuchung von Einflüssen auf die Handschrift bei Parkinson-Patienten

GRIN Verlag

GRIN - Your knowledge has value

Der GRIN Verlag publiziert seit 1998 wissenschaftliche Arbeiten von Studenten, Hochschullehrern und anderen Akademikern als eBook und gedrucktes Buch. Die Verlagswebsite www.grin.com ist die ideale Plattform zur Veröffentlichung von Hausarbeiten, Abschlussarbeiten, wissenschaftlichen Aufsätzen, Dissertationen und Fachbüchern.

Besuchen Sie uns im Internet:

http://www.grin.com/

http://www.facebook.com/grincom

http://www.twitter.com/grin_com

Sensomotorische Interventionen und Stoffwechselerkrankungen

Eine Untersuchung von Einflüssen auf die Handschrift bei Parkinsonpatienten

Uta Krugmann

Vorwort

„Ob wir nun aber unsere Bemühung bloß für anatomisch erklären,

so müsste sie doch, wenn sie fruchtbar,

ja wenn sie in unserem Falle auch nur möglich sein sollte,

stets in physiologischer Rücksicht unternommen werden.

Man hat also nicht bloß auf das Nebeneinandersein der Teile zu sehen,

sondern auf ihren lebendigen, wechselseitigen Einfluss,

auf ihre Abhängigkeit und Wirkung."

(J.W. von Goethe, 1796)

Diese Bachelorarbeit im Fach Motorische Neurorehabilitation ist 2017 an der Universität Konstanz mit dem Titel „Bei Parkinson-Patienten hat ein speziell angelegtes Kinesiotape Wirkung auf deren Handschrift" eingereicht worden. Mein Dank gilt allen Menschen, die mich wissentlich oder unwissentlich in irgendeiner Weise auf dem Weg zum Abschluss der vorliegenden Arbeit begleitet, motiviert, unterstützt oder herausgefordert haben.

Ein besonderer Dank geht an meine Patienten und an die Studienteilnehmer mit ihren Familienangehörigen, ohne deren beeindruckendes Mitwirken das Projekt nicht hätte durchgeführt werden können; an meinen Mann Manfred Krugmann, der großes Verständnis für ein weiteres Studium hatte; an Carina Binder, Sabine Cierocki und Rolf Dalhoff für ihre technische Hilfe bei der Durchführung der Studie; an Dr. Verena Fenner für die Klärung offenen Fragen der Statistik; an meine Tochter Caroline Krugmann für das Wecken meines Interesses an wissenschaftlichem Arbeiten und an Prof. Dr. Christian Dettmers für seine mir sehr entgegenkommende Art des Betreuens durch sein unnachahmliches, ausgewogenes Fördern und Fordern.

Sollte in nachfolgendem Text zur Erleichterung der Lesbarkeit nur eines der Geschlechter verwendet werden, so sind damit aber immer geschlechtsneutral alle gemeint.

Abstract

Use of Kinesio Tape affects the handwriting of Parkinson's disease patients

Problem definition

Treatment of Parkinson's disease (PD) patients with a specific Kinesio Tape (KT) therapy for spinal adjustment showed a surprising secondary effect on the handwriting, notably on the micrography. This bachelor thesis tackles the question if there is convincing scientific evidence for this effect i.e. can one observe it systematically while avoiding bias by a placebo effect.

Research question

Does a specific KT therapy affect the handwriting of PD patients?

Research methods

The experimental study runs with10 patients as randomized controlled and double-blinded crossover trial. The experimental group has the intervention with a KT specifically applied on the patients' backs assessed. The patients in the control group have the intervention of a KT applied on their upper arms where an effect on writing was presumed by the motor skills of arm and hand.

Results

Experimental intervention tends to show larger changes in the typeface than in the control intervention. Due to the crossover design of this pilot study with 4 sequences and n = 5 significance is not calculated.

Discussion

The different KT interventions affect the handwriting and – to some extend – with clear indication. Based on these results a pure placebo effect is unlikely. Both KT applications pose an effective tactile cue and also activate the direct or indirect muscle activity. The actual location of the KT is central to the extent of the changes in the typeface.

Conclusions

The observations made in this study suggest for further studies on the effect of sensorimotor interventions within motor rehabilitation on the autonomic nervous system (ANS). An obvious follow-up study could focus on the effect of KT applied on patients' backs on the ANS via the truncus sympathicus or, alternatively, a corresponding manual mobilization. This could yield a temporary therapeutic treatment for the on-off fluctuations of PD patients.

Inhaltsverzeichnis

Vorwort 2

Abstract 3

Inhaltsverzeichnis 5

Abbildungsverzeichnis 7

Tabellenverzeichnis 8

Abkürzungsverzeichnis 9

1. Einleitung 10

2. Theoretischer Hintergrund 12

2.1 Morbus Parkinson 12

2.1.1 Epidemiologie und Ätiologie 12

2.1.2 Diagnostische Kriterien der Parkinson-Krankheit 13

2.1.3 Zu Basalganglien und Lewy-Körperchen 15

2.1.4 Zum Cue oder Hinweisreiz 15

2.1.5 Zum On-Off-Phänomen 16

2.1.6 Zur Motorischen Rehabilitation 16

2.1.7 Zur Prognose der PPs 17

2.2 Mikrographie 17

2.3 Placebo-Effekt 19

2.4 Zur Intervention Kinesio-Taping 20

3. Methodik und Material 25

3.1 Praktische Durchführung 25

3.2 Hypothese 25

3.3 Studiendesign 26

3.3.1 Washout-Phase, Carryover-Effekt und Tagesbaseline 26

3.3.2 Randomisierung 26

3.3.3 Doppelte Verblindung 27

3.3.4 Test-Ort und Test-Zeitpunkte 28

3.4 Die Tape-Interventionen 28

3.5 Die Personenstichprobe und Anonymisierung der PPs: 31

3.6 Handschriftentests 32

3.6.1 Zum 1. Test, dem Mäandertest MT 34

3.6.2 Zum 2. Test, dem Handschriftentest/ Schwellentest (ST) nach Haase 34

4. Ergebnisse **37**

4.1 Der Zeitbedarf beim Schreiben 37

4.2 Beschreibende Erläuterungen zur Auswertung der Ergebnisse 37

4.3 H-W-S-auffällig beim ST waren 38

4.4 Der MT, die AT1-und die RT1-Sequenzen im Vergleich des Zeitbedarfs 42

4.5 Der MT, die AT1-und die RT1-Sequenzen im Vergleich der getroffenen Ecken. 44

4.6 Der MT, die AT1-und die RT1-Sequenzen im Vergleich der Abweichungen 46

4.7 FPKOO und HPBOO, auffällig beim ST in ihrer jeweiligen Sequenz 48

4.8 Besonderheiten beim Vergleich aller RT1- und AT1-Beginner 48

4.9 Die nachträgliche Selbsteinschätzung der PPs. 51

4.10 Adverse Event und Serious Adverse Event 52

5. Diskussion **53**

5.1 Kritische Betrachtung des Studienaufbaues und methodischen Vorgehens 53

5.1.1 Design 53

5.1.2 Die Vergleichbarkeit und Homogenität der Sequenzen 53

5.2 Kritische Betrachtung der Ergebnisse 54

6. Fazit und Ausblick **58**

Literaturverzeichnis **59**

Hinweis **65**

Abbildungsverzeichnis

Abb. 1: Haltung eines-Patienten (Mumenthaler und Mattle, 2002, S. 241)............. 13

Abb. 2: Beispiele für Mikrographien.. 19

Abb. 3: Sinnesorgane der Haut und physikalisches Modell des Tapings 21

Abb. 4: Viszerokutaner Reflexbogen (Schünke et al./Prometheus 2006, S. 318)..... 23

Abb. 5: Steuerung des peripheren vegetativen Nervensystems durch höhere Zentren
.... 24

Abb. 6: Studienaufbau 25

Abb. 7: Positionierung des Armtapes 29

Abb. 8: Positionierung des Rückentapes... 30

Abb. 9: Elektronische Handschriftenmessung 32

Abb. 10: 4 Mäander auf einem DIN A4-Blatt, längste Seitenlänge 5 cm, kürzeste 1 cm
.... 34

Abb. 11: Optisch unliniertes Blatt mit Zeilenmarkierungen 35

Tabellenverzeichnis

Tab. 1: Ätiologie des Parkinson-Syndrom (Mumenthaler und Mattle 2002, S. 243) . 13

Tab. 2: Auswahl sensorischen Cueings.. 16

Tab. 3: Schreibtest (ST)-Auszug aus der deskriptiven Statistik- nur Veränderungen ≥ 13% 41

Tab. 4: Mäandertest (MT) - Auszug aus der deskriptiven Statistik -Veränderungen bei der benötigten Zeit.. 43

Tab. 5: Mäandertest (MT) – Auszug aus der deskriptiven Statistik - Veränderungen bei den getroffenen Ecken 45

Tab. 6: Mäandertest (MT) –Auszug aus der deskriptiven Statistik - Veränderungen bei den Abweichungen 47

Tab. 7: Ergebnisse von FPKOO und HPBOO, auffällig beim ST in ihrer Sequenz... 48

Tab. 8: Schreibtest (ST)-Ergebnisse von FPKOO und PPEOO.............................. 49

Tab. 9: Mäandertest (MT) Ergebnisse in der Summe aller 4 Mäander bei den AT-Beginnern. 50

Tab. 10: Mäandertest (MT) Ergebnisse in der Summe aller 4 Mäander bei den RT-Beginnern. 51

Abkürzungsverzeichnis

AT (1 oder 2)	Armtape (als 1. oder 2. Intervention)
AT-Beginner	Sequenz-Reihenfolge AT1-RT2
GF	Gesamtfläche
H-W-S	Haase-Wirkungs-Schwelle
H&Y	Hoehn & Yahr
IPS	Idiopathisches Parkinson-Syndrom
KT	Kinesiotape
MP	Morbus Parkinson
MT	Mäander Test
PD	Parkinson`s Disease
PNS	Peripheres Nervensystem
PP(s)	Parkinson-Patient(en)
RT (1 oder 2)	Rückentape (als 1. oder 2. Intervention)
RT-Beginner	Sequenz-Reihenfolge RT1-AT2
SPSS	ein spezielles Statistikprogramm
ST	Handschriftentest/Schwellentest nach Haase
VZ	Vierzeiler
VNS	Vegetatives Nervensystem
WDR-Neuron	Wide-Dynamic-Range-Neuron
ZNS	Zentrales Nervensystem

1. Einleitung

Im Rahmen einer Modifizierung allgemein gelehrter Möglichkeiten, mit Kinesiotapes einen dreidimensionalen Weg in die Aufrichtung der Wirbelsäule zu unterstützen, erhielt ein Parkinson-Patient (PP) während meiner physiotherapeutischen Behandlung diese Aufrichte-Hilfe. Daraufhin zeigten sich mehrere, über die intendierte Wirkung hinausgehende Veränderungen. Vier weitere Parkinson-Patienten (PPs) wurden gleichermaßen getaped, um die beim ersten Patienten gemachte Beobachtung zu überprüfen.

Die protokollierten Reaktionen der Gangverbesserung mit Armpendel ließen sich über die vermehrte Aufrichtung erklären. Auch die verbesserte Stimmung war nicht überraschend, denn die psychophysische Wechselwirkung der inneren und äußeren Haltung ist im Alltag bekannt. Brügger sagt dazu (1980, S. 790): „Tatsächlich leiden viele Menschen an einer unbestimmten allgemeinen Müdigkeit, die sie auch im Nacken, Schultergürtel und Rücken verspüren. [und] dass die genannten Beschwerden zurückgehen, wenn die Betroffenen eine, ihren Organismus entlastende, aufrechte Körperhaltung einnehmen und diese auch in den Arbeitsstellungen beibehalten". Was aber verblüffte, war die nach wenigen Stunden erkennbar einsetzende Veränderung des Schriftbildes: Alle fünf medikamentös eingestellten PPs konnten diesen Effekt beobachten.

Im Rahmen dieser Arbeit sollte deshalb unter Studienbedingungen untersucht werden, ob das Schriftbild von PPs sich tatsächlich unter dem Einfluss dieses Tapes auf dem Rücken verändern würde. Wäre dies der Fall, so muss davon ausgegangen werden, dass neben einem möglichen Placebo-Effekt und der Wirbelsäulen-Aufrichtung auch etwas anderes als nur die für das Schreiben benötigte Muskulatur beeinflusst wird.

In Kapitel 2 werden zunächst das Krankheitsbild Morbus Parkinson sowie seine für diese Untersuchung besonders relevanten Phänomene und die damit verbundenen Herausforderungen für die (motorische) Therapie erläutert. Anschließend wird der theoretische Hintergrund der für diese Untersuchung gewählten Intervention mit Kinesio-Tape dargelegt. Kapitel 3 beschreibt das Studiendesign und die praktische Durchführung. In Kapitel 4 folgen die Darstellung der Ergebnisse und eine gesonderte Betrachtung von Einzelfällen. In Kapitel 5 werden das Vorgehen und die Ergebnisse kritisch diskutiert und in einen größeren Zusammenhang eingeordnet. Den Abschluss bildet Kapitel 6 mit dem Fazit zur durchgeführten Untersuchung.

Die Ergebnisse der Studie sollen grundlegend zum erweiterten Verständnis der kausalen Zusammenhänge bei der Parkinson-Erkrankung und der zur Motorischen Therapie benötigten Lösungsansätze beitragen. Die große klinische Bedeutung nicht-medikamentöser Therapien und deren Einfluss auf die Pharmakon-refraktären Langzeitprobleme des IPS werden in der DGN S3-Leitlinie-Kurzversion Idiopathisches Parkinson-Syndrom (2016) betont.

2. Theoretischer Hintergrund

2.1 Morbus Parkinson

„Wer auch immer versucht, in dem alles durchdringenden System der verschiedenen Nerven Einzelheiten herauszugreifen, beugt sich demütig der Tatsache, dass man nicht wirklich weiß, wo anfangen, wie hierarchisieren, weil in einer Synergie keine Hierarchie besteht", sagt Sonnenschmidt (2016, S. 45). Besser kann die Herausforderung nicht beschrieben werden, der man sich stellt, sobald man das Krankheitsbild Parkinson im begrenzten Rahmen dieser Arbeit und doch umfassend beschreiben möchte. Denn *den Parkinson* gibt es wohl nicht- jeder Betroffene hat *seinen eigenen Parkinson*. Die Wahl zwischen der Auflistung allgemein bekannter und bei Bedarf leicht nachzulesender Fakten- und der Auswahl nur derjenigen Abschnitte, die zum Verständnis der nachfolgenden Studie erforderlich sind, fiel deshalb auf Letzteres, stichwortartig ergänzt durch neurologisches Grundlagenwissen.

2.1.1 Epidemiologie und Ätiologie

Morbus Parkinson gehört zu den häufigsten neurodegenerativen Krankheiten weltweit. Rijk, Launer, Berger et al. (2000) beschreiben für Mittel- und Nordeuropa eine Prävalenz von etwa 160/100.000 Einwohnern. Schäffer und Berg (2017) beschreiben die Prävalenz als altersabhängig zwischen 0,4% bei den 50-54jährigen bis zu 4% bei den über 80jährigen.

Zur Ätiologie schreibt Ceballos-Baumann (2014, S. 60): „Kennzeichen für das IPS und die Lewy-Körper-Demenz sind intraneuronale Einschlusskörper, sog. Lewy-Körper, die größtenteils aus Alpha-Synuclein bestehen. Bei anderen Parkinson-Syndromen (Parkinson-Plus), wie der Multisystematrophie (MSA), dem vaskulären Parkinson-Syndrom im Rahmen einer subcortikalen vaskulären Enzephalopathie (SVE) und der progressiven supranukleären Paralyse (PLS) kommt es aufgrund einer prä- oder postsynaptischen Störung der Dopaminprojektion zu ähnlichen Symptomen". Eine weitere Auflistung zur Ätiologie findet sich in (Tab. 1).

Hereditäre Formen:
* Parkinson-Krankheit
  (Paralysis agitans)
* Parkinsonismus-Demenz-Komplex
  (Insel Guam)

Parkinsonismus bei anderen
degenerativen (Heredo-)Affektionen

Postenzephalitischer Parkinsonismus

Arteriosklerotischer Parkinsonismus

Seltenere Ursachen:
* Trauma (mehrfach, z. B. Boxer; einmalig
  kontrovers)
* CO-Intoxikation
* Manganintoxikation
* andere Intoxikationen
* medikamentös
  (Neuroleptika, Antiemetika)
* MPTP
* Tumor
* Polycythaemia vera

„Idiopathisch"

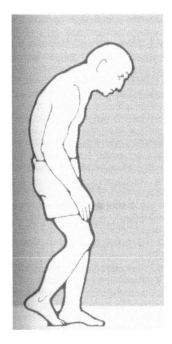

Tab. 1   Abbildung 1

Tab. 1: Ätiologie des Parkinson-Syndrom (Mumenthaler und Mattle 2002, S. 243)

Abb. 1: Haltung eines-Patienten (Mumenthaler und Mattle, 2002, S. 241)

2.1.2 Diagnostische Kriterien der Parkinson-Krankheit

Zu den Parkinson-Kardinalsymptomen sagt Turbanski (2005, S.8), sich auf Gerlach et al. (2003); Mumenthaler & Mattle (2002) und Lemke et al. (2004) beziehend: „Als Kardinalsymptome gelten inzwischen Rigor, Tremor, Bradykinese bzw. Akinese und die posturale Instabilität [...] Diese Symptome führen zusammen zu einer allgemeinen Beeinträchtigung der primären Bewegungsautomatismen der Patienten. Diese motorischen Einbußen behindern sowohl die Kleinmotorik (Mikrographie im Schriftbild) als auch die Großmotorik (Gang und Haltung) [(Abb. 1)]. Neben den Hauptsymptomen werden die Patienten darüber hinaus von vegetativen und psychischen Störungen (v. a. Depressionen) beeinträchtigt, die sich ebenfalls nachhaltig auf die Lebensqualität der Patienten auswirken".

13

Aktuell stellte eine Arbeitsgruppe der International Parkinson and Movement Disorders Society (MDS) um Schäffer und Berg (2017) neue klinische Diagnosekriterien vor. Dabei werden den nicht-motorischen Symptomen und den autonomen Funktionsstörungen mehr Bedeutung als bisher zugestanden. Die posturale Instabilität sollte aufgrund ihres z.T. im Krankheitsverlauf erst späten Auftretens nicht mehr zu den Kardinalsymptomen gezählt werden.

Nachfolgendes ist in Anlehnung an Frommelt und Lösslein (2010) zusammengefasst:

- Verschiedene unterstützende Kriterien zur Diagnose einer Parkinsonerkrankung sind ein einseitiger Beginn, Ruhetremor, persistierende Seitendominanz, Ansprechen auf L-Dopa (initial 5 Jahre) und L-Dopa-Dyskinesien. Es handelt sich um eine langsam progrediente Erkrankung (> 10 Jahre).

- Ausschlusskriterien einer Parkinsonkrankheit sind ein apoplektischer Beginn und Remission, eine ausschließliche Einseitigkeit > 3 Jahre, fehlendes Ansprechen auf L-Dopa, zerebelläre Zeichen und eine supranukleäre Blickparese. Weiter gehören Pyramidenbahnzeichen, eine frühe Demenz mit Sprachstörungen und Apraxie, Tumoren, Enzephalitis und Hydrozephalus dazu, ebenso wie Parkinson-induzierende Pharmaka zu Beginn.

Die Klassifikation der Parkinsonsyndrome ergibt nach Frommelt und Lösslein (2010) folgendes:

- Zu den neurodegenerativen Parkinsonsyndromen gehören die Parkinson-Krankheit (Morbus Parkinson), die Multisystematrophie vom Parkinsontyp (MSA), die progressive supranukleäre Blicklähmung, die Demenz mit Lewy-Körperchen, die kortikobasale Degeneration und das Parkinsonsyndrom bei Morbus Alzheimer.

- Zu den symptomatischen Parkinsonsyndromen zählt das medikamentös induzierte Parkinsonsyndrom (z.B. Neuroleptika, Metoclopramid, Flunarizin), das Parkinsonsyndrom bei Intoxikation (z.B. Kohlenmonoxyd, Mangan, Cyanid, Methanol, MPTP) und das Parkinsonsyndrom bei Basalganglienläsionen (z. B. Enzephalitis, Infarkt, Hypoxie, posttraumatisch).

- Zu den Pseudo-Parkinsonsyndromen werden der Normaldruckhydrozephalus und die subkortikale arteriosklerotische Enzephalopathie gerechnet.

2.1.3 Zu Basalganglien und Lewy-Körperchen

sagen Dudel, Menzel und Schmidt (2001), dass sich beim gesunden Menschen die Verschaltung der Basalganglien in einem Gleichgewicht befindet, wohingegen beim Morbus Parkinson es in der Substantia Nigra zu einem Untergang von dopaminergen Neuronen kommt, möglicherweise durch intrazelluläre Ablagerungen von alpha-Synuclein-Aggregaten. Jellinger (2012) meint, dass sich die vielfältigen nicht motorischen Symptome der PPs dadurch erklären, dass nicht nur die Basalganglien, sondern verschiedenste Bereiche im Gehirn, in denen sich Ansammlungen von Lewy-Körperchen befinden, von der Nervendegeneration betroffen sind. Es handelt sich bei diesen histopathologisch um hyaline eosinophile Einschlusskörperchen, die intraneuronal auftreten und sich v.a. in den degenerierten Neuronen der Substantia nigra befinden

Ebersbach und Wissel (2010, S. 713) beziehen sich mit folgender Aussage auf Braak et al. (2006): „[...] Untersuchungen haben gezeigt, dass Lewy-Körperchen als Zeichen der parkinsonspezifischen Neurodegeneration bereits vor Auftreten motorischer Symptome in anderen Arealen (u.a. Nucleus coeruleus, Bulbus olfactorius) und im Spätstadium regelhaft in limbischen und kortikalen Arealen zu finden sind". Darüber hinaus kommt es zu degenerativen Veränderungen im Bereich der dorsalen Vaguskerne sowie peripher gelegener sympathischer Ganglien. Zurückzuführen auf diese Veränderungen kommt es zu autonomen Störungen, wie z.B. Blasenfunktionsstörungen, Störungen des REM-Schlafs sowie eine Beeinträchtigung der Geruchsempfindungen im Sinne einer Hyposmie, bis hin zu einer Anosmie. Zusätzlich kann es zu Schmerzen insbesondere in der Schulter-Nacken-Region aber auch in den restlichen Extremitäten kommen, für die häufig zuerst an einen orthopädischen Hintergrund gedacht wird. Durch den erhöhten Muskeltonus und Rigor werden alle Gelenke frühzeitig chronischer Spannungs-Belastung ausgesetzt.

2.1.4 Zum Cue oder Hinweisreiz

Ceballos-Baumann und Fietzek (2013) sagen zu den so genannten externen Schrittmachern, dass vermutlich durch das Cueing [(Tabelle 2)] die dopamindefizitären Verbindungen der Basalganglien zu frontalen Rindengebieten durch dopaminautarke Regelkreise ersetzt werden, die von sensorischen Hinweisreizen abhängig sind.

Praktisch würde das bedeuten, dass der Therapeut die Initiation von Bewegungen durch akustische, optische oder andere sensorische Stimuli *triggern* kann.

Akustisch	Metronom, Rhythmik/ Musik, Klatschen, Kommandos, Zählen,...
Haptisch	Geführte Bewegungen, Taktile Stimulation,...
Visuell	Bewegung vor dem Spiegel, Hindernisse, Bodenunebenheiten,...

Tab. 2: Auswahl sensorischen Cueings

2.1.5 Zum On-Off-Phänomen

Eine große Schwierigkeit bei der Festlegung der idealen Zeit für die motorische Therapie ergibt sich aus der regelmäßig auftauchenden Wirkungsschwankung der Parkinson-Symptome nach mehrjähriger L-Dopa Gabe durch die End-of-Dose-Phase schon nach zwei bis drei Stunden, dem so bezeichneten On-Off-Phänomen. „Mit zunehmender Krankheitsdauer verkleinert sich das „therapeutische Fenster" zwischen Off- und On-Phasen [...] immer mehr", beschreibt Ceballos-Baumann (2011, S. 193) das Problem. Frank (2004) empfiehlt, dass die Therapiezeiten grundsätzlich in die medikamentösen On-Phasen gelegt werden sollten, da Übungsfähigkeit und Frustrationstoleranz in den Off-Phasen stark reduziert sein können.

Um durch den Einsatz einer dafür von ihm empfohlenen Bedarfsmedikation nicht in den gewohnten Medikationsplan eingreifen zu müssen, wäre es hilfreich, über eine nebenwirkungsarme therapeutische Intervention die On-Phase verlängern oder erwirken zu können.

2.1.6 Zur Motorischen Rehabilitation

Eine kontrollierte Studie von Ellis et al. (2005) sagt aus, dass die Patienten von der Physiotherapie zusätzlich zur Medikation profitieren. Da die meisten motorischen Probleme, einschließlich der Mikrographie, nur teilweise durch dopaminerge Medikamente verbessert werden, besteht ein Bedarf an gezielten Rehabilitationsprogrammen bei Patienten mit PD. Zu diesem Thema sagen Schleip und Baker (2016, S. 25): „Man beginnt gerade erst, die Möglichkeiten zu erfassen und anzuerkennen, die sich dadurch ergeben, dass spezifische biologische Veränderungen mithilfe von Therapie und Körperübungen hervorgerufen werden können und man in einen physiologischen Prozess eingreifen kann". Speziell zur diesbezüglichen Bedeutung des Rumpfes und der Wirbelsäule konstatieren Bringeland und Boeger (2017, S. 49f): „Zentrierende Halteaktivitäten der Rumpfmuskulatur sind die Basis für Bewegungsmuster der Extremitäten [...] Die Wirbelsäule ist der dorsale Anker der oberflächlichen und tiefen faszialen Ketten".

2.1.7 Zur Prognose der PPs

kommen Hely et al. (2008) zum Ergebnis, dass die nicht auf Dopaminergika ansprechenden Symptome, die nach 15 Jahren 80% der IPS Patienten betreffen, problematisch sind und nach 20 Jahren Verlauf eines IPS ca. 80% der Überlebenden die Kriterien für eine Demenz erfüllen.

Seit 2007 wird deshalb Fachpersonal in Deutschland, initiiert u.a. von Mitgliedern der Deutschen Parkinson-Gesellschaft, der Deutschen Parkinson-Vereinigung und dem Kompetenznetz Parkinson, die Möglichkeit geboten, sich mit Wochenendseminaren zur spezialisierten „Parkinson Disease Nurse (PDN)" weiterzubilden (DGN S3-Leitlinie IPS-Kurzversion, 2016, S. 58).

2.2 Mikrographie

Damit ist nicht grundsätzlich eine kleine Handschrift gemeint, sondern eine erworbene Störung des Schreibens. Idealerweise liegen zur Beurteilung einer Mikrographie prämorbide Schriftproben vor, wie in (Abb. 2A) dokumentiert. Die Beeinträchtigung der Handschrift in Form der Mikrographie ist von besonderem Interesse für die vorliegende Untersuchung, da zum einen das Schreiben ein relevanter Faktor der Alltagskompetenz der Patienten ist; zum anderen im Schreiben bzw. im Schriftbild das zielgerichtete Zusammenwirken der dem Schreiben zugrundeliegenden motorischen, koordinativen und kognitiven Prozesse deutlich wird: „Eine Fingerfertigkeit von ausgesprochener Alltagsrelevanz ist das Schreiben. Schreibbewegungen sind auch klinisch von herausragender Bedeutung, da diese bei vielen Bewegungsstörungen frühzeitig beeinträchtigt sind. [...] Die zugrunde liegenden exekutiven Mechanismen, also die Koordination der motorischen Programme und die Integration der sensiblen Feedbackinformation durch das Zentralnervensystem fanden dagegen lange Zeit nur wenig Beachtung" (Weiss 2006, S.9).

Heidler (2010) sagt, dass Mikrographien ein sensitiver klinischer Marker für die Schwere von Bradykinese und Rigidität bei Parkinsonsyndromen sind. Außerdem spielen bei der Entstehung von Mikrographien die Basalganglien generell eine bedeutsame Rolle, die in das Gesamtsystem exekutiver Funktionen, Antrieb, Initiierung und Sequenzierung von Bewegungen, eingebunden sind (Abb. 2B-C).

Nach Teulings (2002) gibt es neben motorischen Kontrolldefiziten noch andere Schwierigkeiten, die zu Mikrografien führen können, wie z.B. Probleme beim Nutzen propriozeptiven und kinästhetischen Feedbacks. Dies lässt vermuten, dass Patienten kleinere Striche produzieren, als sie geplant haben und aufgrund reduzierter Kinästhesie nicht in der Lage sind, diese Diskrepanz zu entdecken. Heidler (2010) verweist auf Skidmore (2009), wenn er sagt, dass Parkinsonpatienten neben Mikrographien auch andere hypometrische Bewegungen in der Interaktion mit Objekten aufweisen, so dass zudem eine konzeptionelle Hypometrie im Sinne eines systematischen Zeigefehlers dazu führen könnte, dass Willkürbewegungen zu kurz ausfallen oder zu zeitig gestoppt werden.

Diese Aussagen lassen den Schluss zu, dass neben den kognitiven und rein muskulären Einschränkungen bei PPs noch weitere Faktoren an der Klein-Motorik des Handschreibens beteiligt sind, die bei großmotorischen Bewegungen nicht so frühzeitig ins Gewicht fallen. Deighton (1998) vermutet beispielsweise, dass die hohe Konstanz von Buchstabenformen einer Person ein Beleg dafür sein könnten, dass Motorprogramme für das Schreiben als räumlicher Code und nicht in Form von Anweisungen an bestimmte Muskelgruppen gespeichert sind. Womöglich erzielt dann eine spezielle Kinesiotape-Anlage, die bei PPs eine Veränderung der Handschrift bewirkt, diesen Effekt auch nicht nur über Beeinflussung der beklebten Muskulatur.

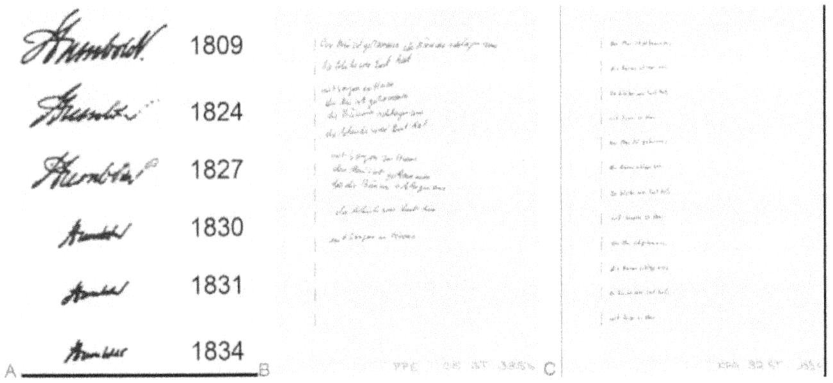

	1809		
	1824		
	1827		
	1830		
	1831		
A	1834	B	C

Abb. 2: Beispiele für Mikrographien

A. Mikrographie im dokumentierten Zeitverlauf am Beispiel der Unterschriften Alexander Humboldts aus seinen Briefen; B. Beispiel einer im Schreibverlauf zunehmenden Verkleinerung der Buchstabengröße, Schwierigkeit, die horizontale Schreibrichtung einzuhalten und die vorgegebene Schreibfläche zu nutzen; Studienteilnehmer PPEOO; C. Beispiel einer Verkleinerung der Schriftgröße; Studienteilnehmer KPAOO mit Tremor der Schreibhand.

2.3 Placebo-Effekt

Jeanmonod (2010) beschreibt den Placebo-Effekt in der Physiotherapie als eine unspezifische und spontane Veränderung der Symptome, die nicht auf der physiologischen Wirkung einer Behandlung auf die Strukturen basiert. Frommelt und Grötzbach (2010) berufen sich nachfolgend auf Lyubomirski et al. (2005) und auf Moskowitz et al. (2008), wenn sie sagen, dass Hoffnung und Vertrauen der wirksamste Effekt von Placebo-Präparaten ist. Die Erwartung des therapeutischen Nutzens und das Erwecken positiver [Placebo-] oder negativer [Nocebo-] Gefühle durch die Therapie [oder das Charisma des Arztes oder Therapeuten] haben mit dem Wirkstoff Optimismus eine empirisch nachgewiesene Wirkung auf das Ergebnis. Kentenich und Pietzner (2011) stellen fest, dass es innerhalb einer Heiler-/Arzt-Patienten-Beziehung keine therapeutische Maßnahme gibt, die ohne potentiellen Placebo-/Nocebo-Effekt wirksam ist.

Zur Wirkung von Placebo bei Parkinson Patienten fanden de la Fuente-Fernández, Ruth, Sossi et al. (2001) heraus, dass, wenn PPs Salzlösung injiziert wurde mit dem Hinweis, es handele sich um ein neues, die Motorik deutlich verbesserndes Medikament, bei denjenigen Patienten, die auf das Placebo ansprachen, eine bis zu 200% höhere Dopaminproduktion als zuvor nachweisbar war. Benedetti, Colloca, Torre et al. (2004) wiesen nach, dass verabreichtes Placebo über das Gehirn sowohl Schmerzen als auch die Parkinson-Erkrankung beeinflussen kann. Es wurde gezeigt, dass eine Placebo-Behandlung bei PP`s reduzierte Aktivität in einzelnen Neuronen des subthalamischen Kerns verursacht. Die Veränderungen in der Aktivität waren eng verknüpft mit klinischer Verbesserung. Wenn die klinische Placebo-Antwort fehlte, trat auch keine Abnahme der Aktivität ein. Die aufgeführten Befunde sprechen dafür, dass in der Arbeit bzw. bei Studien mit Parkinson-Patienten der Placebo-Effekt eine (noch) größere Rolle spielt, als bei anderen Probanden.

Ergänzend dazu sagen Goetz et al. (2008), daß die Anerkennung von Faktoren, die die Placebo-Reaktion beeinflussen, in einzelne Studienkonzepte für klinische PD-Versuche aufgenommen werden sollten. Darüber hinaus sehen sie die Finanzierung von Bundeszuschüssen für die spezifische Untersuchung von Placebo-Effekten bei der Parkinson-Krankheit als historisch bedeutsam an.

2.4 Zur Intervention Kinesio-Taping

Das Kinesiotapen hat zu Studienzwecken gegenüber einer ebenso möglichen, manuell-taktilen Behandlung im Bereich der Wirbelsäule und der Rippengelenke Vorteile, als eine individuell angepasste und trotzdem die nachfolgend beschriebene Problematik umgehende Intervention. So merkt Bähr (2014, S. 198) zu haptisch-taktil-kommunikativen Interventionsprozessen an: „[…] der physiotherapeutische [hands-on] Prozess basiert auf fein austarierten interaktiven Aushandlungsprozessen. Diese kommunikative Auseinandersetzung findet allerdings nicht primär auf verbaler Ebene statt, wo kommunikative Prozesse gemeinhin verortet werden, sondern primär in der Kommunikation zwischen der Therapeutenhand und der behandelten Struktur im Sinne eines Aktion-Reaktion-Prozesses: handinduzierter Impuls ins Gewebe – Gewebeantwort – Anpassung des Hand induzierten Impulses – Gewebeantwort– usw. […]". Dieses Phänomen sollte durch das Tapen weitgehend neutralisiert werden.

Das elastische Tape, das Kinesio-Tape® und die Methode Kinesio-Taping® wurde in den 1980er Jahren von dem japanischen Arzt und Chiropraktiker Kenso Kaze entwickelt. Die bis dahin in der Orthopädie und Sportmedizin genutzten unelastischen Tapes sollten eine verletzte Region schützen und stabilisieren. Das elastische Tape hingegen, vorwiegend bei Störungen des Bewegungsapparates genutzt, setzt aufgrund der Zugkräfte nicht nur reflektorische Reize, sondern kann wegen seiner starken Dehnbarkeit eine fest-elastische Verbindung mit der Haut eingehen, die jede Eigenbewegung der Patienten mitmacht. Durch die jetzt fest und dicht oben auf der Haut sitzende, zusätzliche Schicht ergibt sich eine bei Bewegung variierende Verschiebung der darunter liegenden Gewebeschichten mit der Möglichkeit zur Einflussnahme auf Muskeln, Faszien, Nervenrezeptoren, Lymph- und Blutgefäße (Abb. 3).

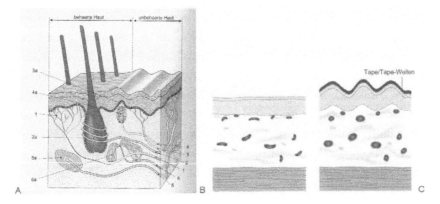

Abb. 3: Sinnesorgane der Haut und physikalisches Modell des Tapings

A Sinnesorgane der Haut (Trepel M.; 5.Auflage 2012; Neuroanatomie S.348): Beschriftung von Abb. 3A: 1 Freie Nervenendigungen in Korium und basaler Epidermis; 2-6 Nervenendigungen an: 2a Haarfollikeln; 3a Merkel-Rezeptoren (nur im Striatum basale der Epidermis); 4a Meissner-Rezeptoren (Meissner-Tastkörperchen); 5a Vater-Pacini-Rezeptoren; 6a Ruffini-Rezeptoren

B+C Physikalisches Modell (Ilbeygui R.; 2. Auflage 2017; Taping S.39): B: normaler Hautquerschnitt mit Darstellung aller Schichten der interdermalen Strukturen (Kapillaren, Rezeptoren); C: Hautquerschnitt bei Tape-Wellen, mit vergrößertem Lumen der Kapillaren und Lymphgefäße.

Obwohl bereits Studien zum Nachweis der Wirksamkeit bestehen - mit dem Beispiel Knie: Cho, Kim, Kim et al. (2015) und dem Beispiel Schulter: Santos, Souza, Desloovere et al. (2017) - basieren die Vorstellungen des Wirkungsweges immer noch auf Erklärungsmodellen. In Anhang 5 befindet sich eine Zusammenfassung der Möglichkeiten, die aktuell diskutiert werden in Anlehnung an Ilbeygui (2017, S.37).

In der neueren Forschung zu funktionellen Zusammenhängen von Haut und Nervensystem ist das Thema der Einflussnahme vom Peripheren Nervensystem (PNS) auf das Zentrale Nervensystem (ZNS) über die Haut, einem Organ, das vom Vegetativen Nervensystems (VNS) beeinflusst wird, besonders für PPs aktuell:

Reining et al. (2017) hatten bei einer Studie mit Zebrafischchen herausgefunden, dass sensorische Stimulation deren Dopaminproduktion steigert. Gibbons et al. (2016) fanden bei Hauttests heraus, dass alle PPs auch schon in sehr frühen Phasen signifikant mehr Alpha-Synuclein als Kontrollen in der Haut haben, absteigend vom Nacken bis zu den Beinen, in denen sie aber auf Zeichen einer Small-Fiber-Neuropathie gestoßen sind. Adrenerge sympathische Fasern, die die Musculi arrectores pilorum innervieren, wie auch sudomotorische Verbindungen sind betroffen. In allen Proben von PPs mit autonomer Dysfunktion fanden sich signifikant weniger pilomotorische Fasern als bei den Kontrollen. „Die Pathogenese der Veränderungen im peripheren Nervensystem bei M. Parkinson ist noch weitgehend unklar", konstatiert Ebert (2015, S. 23) und weiter: „[...] fanden sich morphologische Veränderungen (vermehrte Sprossung und Verzweigung der Nerven sowie ein vergrößertes vaskuläres Versorgungsgebiet), die als Zeichen einer möglichen neuronalen Regeneration interpretiert werden können".

Nachfolgend ist ein Abschnitt des Grenzstranges (Truncus Sympathicus) als Mitbeteiligter oder Vermittler zwischen innen und außen im Netzwerk des Peripheren und Zentralen Nervensystems gut zu erkennen (Abb. 4). Er gehört zum Vegetativen Nervensystem.

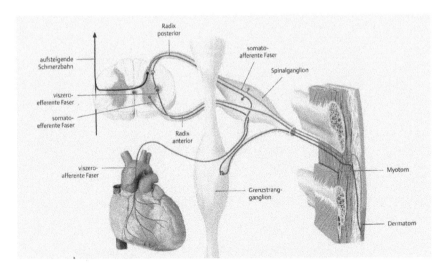

Abb. 4: Viszerokutaner Reflexbogen (Schünke et al./Prometheus 2006, S. 318)

Weitere diesbezügliche Zusammenhänge sind nachfolgend dargestellt (Abb. 5). Schon Seller (1994) beschreibt, dass die verschiedenen Ebenen im ZNS, die an der Steuerung der Aktivität im VNS beteiligt sind, durch zahlreiche reziproke Bahnen mit der nächst höheren und niederen Ebene verbunden sind. Dadurch können Einflüsse auch von der obersten Ebene, dem limbischen System, auf die Organe (Psyche-Soma) und ebenso in umgekehrter Richtung von den Organen bis zum limbischen System (Soma-Psyche) ausgeübt werden. Aktuell vermuten Schäffer und Berg (2017), dass es sich um eine Zell-zu-Zell Übertragung der neurodegenerativen Information zu handeln scheint, unabhängig vom vermuteten Ursprungsort, von dem aus die Pathologie sich verbreitet.

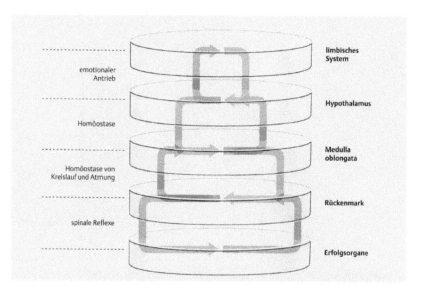

emotionaler
Antrieb

Homöostase

Homöostase von
Kreislauf und Atmung

spinale Reflexe

limbisches
System

Hypothalamus

Medulla
oblongata

Rückenmark

Erfolgsorgane

Abb. 5: Steuerung des peripheren vegetativen Nervensystems durch höhere Zentren

(nach Klinke und Silbernagel im Schünke et al./Prometheus 2006, S. 323)

Im ZNS gibt es neben anatomischen Vernetzungen auch stoffwechselbezogene, so z.b. das allgemein aktivierende Dopamin, einem Zwischenprodukt bei der Synthese von Noradrenalin und Adrenalin. Dieses kommt dort nicht nur in der Substantia nigra vor: Man findet Fortsätze dopaminerger Neurone auch in deren Umgebung, wie in den mittleren und vorderen Teilen des limbischen Systems, dem vorderen Anteil des Gyrus cinguli und dem präfrontalen Cortex.

Da nahezu alle Systeme des zentralen Nervensystems untereinander in Verbindung stehen, kann die Erregung des einen Systems auf ein anderes erregend, hemmend oder wechselwirkend Einfluss nehmen. So sind bei neurodegenerativen Erkrankungen vorwiegend funktionell zusammengehörige Neuronensysteme betroffen, im Falle des Morbus Parkinson das dopaminerge System.

Auf der Grundlage dieser histologischen, neuronalen und neuralen Verknüpfungen und den in der Einleitung beschriebenen Beobachtungen mit dem speziellen Kinesiotape entstand die Hoffnung, auch nicht-motorische Störungen bei PPs, an denen das Vegetative Nervensystem beteiligt ist, über dieses therapeutisch beeinflussen zu können.

3. Methodik und Material

3.1 Praktische Durchführung

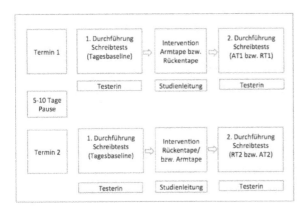

Abb. 6: Studienaufbau

Die Bearbeiterin, nachfolgend Studienleitung genannt, hat den Studienaufbau entwickelt und die praktische Durchführung geleitet. Eine bezüglich der jeweiligen Intervention verblindete Kollegin übernahm die Durchführung der Schreibtests und Auszählungen (Abb.6).

Eine andere Kollegin unterstützte bei der Auswertung der Ergebnisse mit SPSS-Anwenderwissen. Alle Kinesio-Tape-Anlagen sollten zwecks Vergleichbarkeit in der Anlagetechnik und eines möglichen Patienten-Therapeuten-Placebo-Effekts von ein und derselben Person durchgeführt werden, diese Aufgabe übernahm die Studienleitung.

3.2 Hypothese

In der aufgestellten Hypothese „Bei Parkinson-Patienten hat ein speziell angelegtes Kinesiotape Wirkung auf deren Handschrift" wurde bewusst keine Verbesserung, sondern ein Einfluss auf das Schriftbild angenommen, da im Rahmen der Studie (entgegen der Vorbeobachtungen) das Tape nicht über Tage, sondern nur für einige

Minuten getragen wurde (s. Abschnitt 3.3.1). Wenn eine Routine-Bewegung kurzzeitig manipuliert wird, wie hier mit einer Art Druck-Sog-Massage durch das Tape, kann dies auch zunächst zu einer Irritation des gewohnten Bewegungsmusters führen, welche im Zeitverlauf bis zur Adaptation kurzfristig variiert.

3.3 Studiendesign

Aufgrund der im theoretischen Teil erläuterten Placebo-Problematik, wurde im Sinne der bestmöglichen Kontrolle für die Überprüfung der Hypothese ein Crossover-Design gewählt. Durchgeführt wurde in diesem Design eine randomisierte, doppelt verblindete Fallserie mit zehn Patienten.

Nach Wellek und Blettner (2012) wird das Crossover-Design häufig in der Neurologie, Psychiatrie und in der Schmerztherapie angewendet. Dabei werden zwei Behandlungen verglichen, die, zeitlich versetzt, jedem Patienten verabreicht werden. Für die Auswertung relevant ist es, hierbei sicherzustellen, dass Behandlungs- von Periodeneffekten sauber getrennt werden können. Hierzu müssen die Behandlungseffekte in beiden, per Randomisierung gebildeten Sequenzgruppen separat berechnet werden.

3.3.1 Washout-Phase, Carryover-Effekt und Tagesbaseline

Um zu vermeiden, dass die Testergebnisse durch eine frühere Intervention beeinflusst werden (Überhang-/Carryover-Effekt), wurde zum einen eine Washout-Phase von mindestens fünf Tagen festgelegt, zum anderen der Verbleib des jeweiligen Kinesio-Tapes auf der Haut auf wenige Minuten beschränkt und mit einer Abziehtechnik, die einen möglichen Schröpfeffekt reduziert, entfernt. Außerdem sollte vor jeder Interventions-Testung eine Tagesbaseline ermittelt werden, um auch den schnell wechselnden Befindlichkeiten bei PPs Rechnung zu tragen.

3.3.2 Randomisierung

Da die Parkinson-Erstdiagnose zumeist zu einem unbestimmten und vor allem im Krankheitsverlauf späteren Zeitpunkt der Erkrankung gestellt wird, ohne Aussage über den aktuellen Schweregrad und die Befindlichkeit des Patienten, wurde dieser zufällige

Zeitpunkt für eine Randomisierung genutzt. Thümler (2006) erklärt die Probleme, Parkinson frühzeitig als solches zu erkennen, damit, dass die betroffenen Patienten aufgrund ihres Lebensalters und der z.T. eher uncharakteristischen Beschwerden zumeist erst auf andere Diagnosen hin behandelt werden. Swid (2010) beschreibt, dass die Dauer der prädiagnostischen Phase in der Literatur kontrovers diskutiert wird (4-30 Jahre). Beispielsweise treten prämotorische Symptome im Zeitraum zwischen 3,1 und 19,2 Jahren vor Diagnosestellung auf, Riechstörungen ca. zwölf Jahre. Die bei Schäffer und Berg (2017) so genannte Prodromalphase variiert in Ausprägung und zeitlichem Verlauf stark.

Es wurde entschieden, den PP mit der ältesten Diagnose zuerst der RT1-Experimental-Intervention, also den mit dem Rückentape beginnenden RT-Beginnern zuzuordnen. Dann wurde abwechselnd mit der AT1-Vergleichs-Intervention, also der mit dem Armtape beginnenden AT-Beginner zugeteilt. Diese Erstdiagnose-Daten und somit die Verteilung war nur der Studienleitung bekannt.

3.3.3 Doppelte Verblindung

In der motorischen Therapie ist es grundsätzlich schwierig, Patienten hinsichtlich einer Verum- oder Experimentalbehandlung und einer Placebo-, Kontroll- oder Vergleichsbehandlung, die aufgrund ihrer Ähnlichkeit glaubwürdig ist und doch nicht deren speziellen Effekt haben darf, im Ungewissen zu lassen.

In der DGN S3-Leitlinie, Kurzversion IPS (2016) wird darauf verwiesen, dass bei den aktivierenden Therapien ein methodische Dilemma darin besteht, welches sich einerseits durch ein Klienten zentriertes und holistisch ausgelegtes Therapiekonzept und andererseits durch die mit wissenschaftlichen Studien einhergehende Notwendigkeit der Standardisierung ergibt.

Wenn die Testperson bezüglich der Interventionen nicht verblindet werden kann, sollte sie doch der Fragestellung neutral gegenüber stehen, um nicht durch ihre eigene Methodenpräferenz Einfluss auf die Teilnehmer und die Behandlung zu nehmen. Es ist bekannt und wird bei der motorischen Therapie auch genutzt, dass positives Motivieren und Erregung von neugieriger Aufmerksamkeit die Dopamin-Freisetzung beeinflussen kann.

Eine verblindete Auswertung sollte als Minimalanforderung durch Anonymisierung der Daten immer möglich sein.

In der vorliegenden Studie konnten die verblindeten Studienteilnehmer nicht wissen, ob und wann sie die Vergleichs-Intervention erhielten, da beide Gruppen getaped wurden. Die Information dazu an die Teilnehmer im Vorfeld war: Es gibt erfahrungsgemäß zwei wirkungsvolle Tape-Anlagen, die jetzt mit Ihrer Hilfe unter Studienbedingungen geprüft werden. Man reagiert auf beide Tapes. Das Tape, auf den mehr Teilnehmer besser reagieren, wird bei zukünftigen Forschungen favorisiert.

Die verblindete Testperson hatte keine Möglichkeit, zu erfahren, mit welchem Kinesiotape der voll bekleidete Patient getestet wurde. Die Testblätter wurden für die Auszählung mit Patientencode und Zahl nummeriert und ergaben keinerlei Hinweis auf die Art der Intervention. Darüber hinaus war darauf geachtet worden, dass die Patienten kognitiv alle in der Lage waren, das vorher telefonisch vereinbarte Schweigen über die Art des Tapes auch umzusetzen.

3.3.4 Test-Ort und Test-Zeitpunkte

Stress stellt bei PPs einen besonders zu berücksichtigenden Faktor dar. So sagt Sperber (2000, S. 79): „Ein wichtiger Baustein in der Pathogenese scheint eine frühzeitige und fortlaufende Beteiligung von oxidativem Stress zu sein. [...] Die Ergebnisse zeigten für die Parkinson Patienten eine hochsignifikante Erhöhung der Plasmaoxidationsrate im Vergleich mit den Kontrollpersonen auf [...]".

Um jeglichen Einfluss von Stress zu minimieren und die PPs zum Zeitpunkt ihrer von Klucken, Barth, Maertens et al. (2011, S.1605) so genannten „besten-on-Phase" zu testen, wurde den Teilnehmern die Wahl gelassen, ob bei ihnen zu Hause oder in der Praxis getestet werden sollte und wann. Der Zeitpunkt sollte allerdings genau in der Mitte zwischen zwei Medikamenteneinnahmen liegen.

3.4 Die Tape-Interventionen

fanden zwei Mal im Abstand von fünf bis zehn Tagen statt. Um keinen Carryover-Effekt zu erhalten, wurde der Minimalabstand von fünf Tagen gewählt. Um die Patienten möglichst in derselben Lebensphase zu testen und die Gefahr von diesbezüglicher

Verzerrung zu minimieren, wurde eine Maximalzeit von zehn Tagen Abstand festgelegt.

Direkt vor und direkt nach dem Kleben wurden jeweils drei Handschriftenproben genommen. In dem Moment, in dem die Testperson nach Beendigung der Tagesbaseline-Testung zwecks Verblindung den Raum verließ, wurde ein handelsüblicher Zeitmesser auf zehn Minuten eingestellt. In dieser Zeit wurde der Patient von der Studienleitung getaped und hätte nach dem Wiederanziehen auch noch Zeit gehabt, die Toilette zu besuchen, ohne am Procedere etwas zu verändern. Die Testperson sah den Patienten erst wieder voll bekleidet. Sie verließ auch am Ende der Testungen, solange die Tapes wieder entfernt wurden, nochmals den Raum.

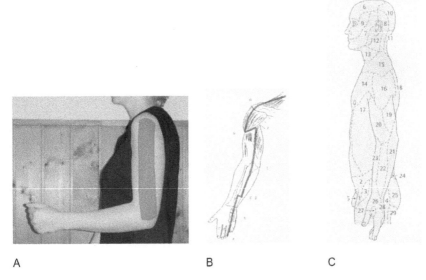

A   B   C

Abb. 7: Positionierung des Armtapes

A: das angelegte Armtape; B: Verlauf des Dreifach-Erwärmer-Meridian;

C: Periphere Innervation

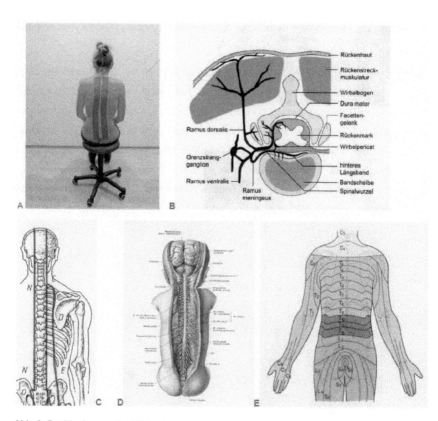

Abb. 8: Positionierung des Rückentapes

A: Das angelegte Rückentape; B: Segmentale Nervenversorgung (Ilbeygui, 2017); C: innerer und äußerer Ast des Blasenmeridians (Penzel, 1993); D: Zentrales Nervensystem eines neugeborenen Kindes von dorsal her frei gelegt (Staubesand, 1988); E: Segmentale Verteilung der Dermatome (Staubesand, 1988)

Die beobachteten Effekte des Rückentapes sollten unter Studienbedingungen überprüft werden. Deshalb wurde das RT als Experimental-Intervention und das AT als Vergleichs-Intervention definiert. Beide Sequenz-Gruppen erhielten zwecks Verblindung der PPs das fast identische Procedere, bis auf die Reihenfolge der Wahl der Hautstelle, auf die das Tape geklebt wurde (s. Anhang 8). Zum Abmessen der individuellen Länge des Tapes befindet sich eine genaue Erläuterung im Anhang (Anhang 7).

3.5 Die Personenstichprobe und Anonymisierung der PPs:

Da sich schon im Vorfeld die Schwierigkeit abzeichnete, genügend Teilnehmer für die Studie zu finden, wurden die Einschluss- und Ausschlusskriterien auf ein Minimum beschränkt.

Ausschlusskriterien: gereizte Hautveränderungen im Bereich der zu beklebenden Flächen.

Einschlusskriterien: PPs ohne Parkinson-Medikation oder seit mindestens vier Wochen keine Veränderung ihrer Parkinson-Medikation, um Verzerrungen zu vermeiden.

Jedem Teilnehmer wurde zum Schutz seiner Privatsphäre (siehe hierzu Metschke& Wellbrock 2002, S. 20) ein Code zugewiesen. Dieser Code soll auch erweitere Datenauswertung zu einem späteren Zeitpunkt verblindet ermöglichen.

Die Rekrutierung der Studienpopulation wurde zunächst ohne Erfolg über umliegende Physiotherapie- und Neurologie-Praxen versucht. Dann wurde die Hilfe des Deutschen Parkinson Verbandes angefragt. Dessen Rundschreiben an die Mitglieder unseres Landkreises mit dem Aufruf zur Teilnahme (mit Anschreiben, siehe Anhang 1) und die Besuche und Vorträge der Studienleitung bei Parkinson-Selbsthilfegruppen brachten dann den Kontakt zu ausreichend Interessenten. Schlussendlich haben zehn Teilnehmer (n=10) die Studie zwischen dem 17.11.2016 und dem 15.12.2016 von Anfang bis Ende durchgehalten.

Zusätzliche Informationen über die PPs wie Geschlecht, Händigkeit, Alter, Komorbidität und Medikation wurden erfasst, auch wenn sich bei der kleinen Teilnehmerzahl keine weitere Unterteilung anbot. Augenscheinlich dabei war die Häufung von mindestens einer Herzoperation in der medizinischen Biografie.

Als klinische Beurteilungsskala für die PPs schien die übersichtliche Einteilung zu der Parkinson-Krankheit ausreichend, die noch vor der Einführung der L-Dopa-Therapie von Hoehn & Yahr (1967) veröffentlicht wurde, die Hoehn & Yahr (H&Y) Klassifizierung, heute modifiziert auf 8 Stufen zwischen 0 und 5. Goetz, Poewe, Rascol et al. (2004) beschreiben diese Skala als eine weit verbreitete, einfach und leicht anzuwendende und das weite Feld der motorischen Fehlfunktionen bei der Parkinson-Erkrankung beschreibende Klassifizierung. Richards und Cody verwiesen darüber hinaus bereits (1997) auf die Möglichkeit der Einteilung nach H&Y im jeweiligen On- oder im Off-Zustand.

Ein Antrag bei einer Ethik Kommission (z.B.: beim ZVK, Physio Deutschland) wurde aufgrund der minimalen Interventionen nicht gestellt, da nach Abschätzung jeglicher möglicher Situationen zu keinem Zeitpunkt der Studie mit einer Überforderung oder gar Gefährdung eines Teilnehmers zu rechnen war. Deshalb erübrigte sich auch eine diesbezügliche Probanden-Versicherung.

3.6 Handschriftentests

werden heute üblicherweise entweder mittels eines digitalen Grafik-Tabletts, wie z.B. dem CSWin (Abb.9A) getestet oder mit einem elektronischen Stift, wie z.B. dem BISP® Biometric Smart Pen ® (Abb.9B).

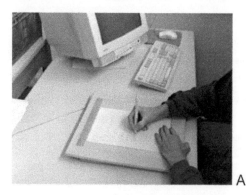 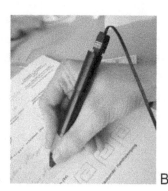

A   B

Abb. 9: Elektronische Handschriftenmessung

A: CSWin, Version 2007, Foto München, Verlag MedCom; B: BISP®, Foto Semso Tec GmbH

Aufgrund der heute technischen Möglichkeiten der digitalen Aufzeichnung und Auswertung der Schriftspur scheint das Interesse an der Physiologie und Pathophysiologie von Schreibbewegungen im therapeutischen Bereich zuzunehmen. Bisher lag nach Saracino (2004, S.7) der Focus klinischer Forschung eher auf „kognitive[n] Schreibstörungen" und weniger auf „executive[n] Dysgrafien".

In vorliegender Studie wurde klassisch von Hand ausgemessen, was zwar vermehrten Aufwand bedeutete, gleichzeitig aber aufzeigen sollte, dass es mit überschaubarem Kostenaufwand möglich ist, genügend messbare Merkmale auszuwerten.

Für die Test-Prozedere wurden zuerst alle drei Handschriften-Tests zur Ermittlung der Tagesbaseline direkt nacheinander durchgeführt. Dann erfolgte die jeweilige Intervention. Nach insgesamt zehn Minuten Schreibpause wurden alle drei Tests wiederholt und das Tape anschließend wieder entfernt.

Für die Handschriften-Tests wurde ein aufgehellt kopiertes DINA4 Millimeter Papier der Stärke 80 g/qm genutzt. So hatte man den Eindruck eines hellgrauen, unlinierten Papieres. Bei gutem Licht und genauem Hinsehen war aber eine genaue Auswertung der festgelegten Merkmale möglich. Es wurde für den Mäandertest MT festgelegt, dass Ecken ≤ 1mm Abweichung und Abweichungen von der vorgegebenen Spur ≥ 1 mm gewertet werden.

Der Schreibstift, ein blauer Tintenroller Stabilo Worker medium 0,5 mm, wurde so ausgewählt, dass er einen leichten Lauf der Schriftspur unterstützte und mit mittlerer Breite wohl dem Gewohnten am ehesten entsprach. Dieser Stift wurde nach verschiedenen Versuchen einem Kugelschreiber vorgezogen, um verzerrendes Schmieren auszuschließen. Die Tintenfarbe Blau, deutlich genug zu unterscheiden vom Schwarz der Vorlage, wurde der Farbe Rot zur Vermeidung einer eventuellen *Nocebo-Wirkung* vorgezogen, auch wenn Rot die Auswertung eher erleichtert hätte.

Der Schreibplatz sollte vom Patienten selbst so eingerichtet werden, oder er sollte ihn so einrichten lassen, wie er es beispielsweise bezüglich der Stuhlhöhe gewohnt ist. Da Klockgether und Dichgans (1994) bereits darauf hinweisen, dass PPs bei Bewegungen abhängiger von visueller Kontrolle sind als andere Menschen, wurde besonders auch auf optimalen Lichteinfall und Bewegungskomfort geachtet.

Für den Fall, dass sich aufgrund eines unvorhersehbaren Ereignisses, wie z.B. Eintreten eines Graphospasmus eine Verzögerung ergeben sollte, wurde festgelegt, dass nach fünf Minuten Unterbrechung von der Studienleitung abgebrochen und der betroffene Test nicht ausgewertet wird. Weise (2006) erklärt, dass es sich bei diesem Schreibkrampf um eine fokale Dystonie des Armes handelt, die zu den aktionsspezifischen Dystonien zählt, die erst beim Ausführen einer spezifischen Tätigkeit auftreten.

3.6.1 Zum 1. Test, dem Mäandertest MT

Vier vorgegebene Mäander mit der längsten Außen-Länge 5 cm (Abb. 10) und der kürzesten Innen-Länge 1 cm sollten von links nach rechts und von innen nach außen auf einem DIN- A4-Blatt quer nachgezeichnet werden. Der MT wurde aufgrund der Studienergebnisse von Bergener (2012, S.57-58) ausgewählt: "Die höchste Korrekt-Klassifikationsrate lag bei 89,0% in der Übung *Mäander* [...] und die höchste Spezifität wurde mit 95,2% bei der Übung *Mäander* gefunden. [...] Dies könnte einerseits an der hohen Anzahl der mathematischen Merkmale liegen, die hierfür verwendet wurden. [...] Nach diesen Ergebnissen sind diese beiden Übungen [Finger-Tapping und Mäander-Test] als am besten zur Unterscheidung zwischen Parkinson-Patienten und gesunden Kontrollen geeignet und würden unter Umständen als Messinstrument ausreichen [...] ...Dies wurde auch beobachtet, als die Messungen durchgeführt wurden".

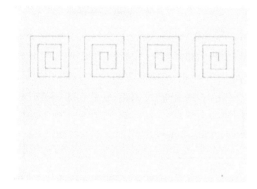

Abb. 10: 4 Mäander auf einem DIN A4-Blatt, längste Seitenlänge 5 cm, kürzeste 1 cm

3.6.2 Zum 2. Test, dem Handschriftentest/ Schwellentest (ST) nach Haase

Die Aufgabe: drei Mal unter- und direkt nacheinander auf einem DIN A4-Blatt den Vierzeiler *Der Mai ist gekommen, die Bäume schlagen aus. Da bleibe wer Lust hat, mit Sorgen zu Haus* in Schreibschrift abschreiben.

Die Vorlage, die zwecks guter Lesbarkeit in Druckschrift geschrieben war, stand auf einer handelsüblichen Buchstütze. Sie sollte vom Patienten selber so vor sich hingestellt werden, dass er die Sicht auf die Vorlage als optimal empfand.

Abb. 11: Optisch unliniertes Blatt mit Zeilenmarkierungen

Das Blatt, auf dem geschrieben werden sollte, hatte, wie auch beim Mäandertest, ein schwarzes Klemmbrett als Unterlage und zur Stabilisierung. Am linken Rand waren Markierungen, die dem Patienten den Anfang der Zeilen vorgeben sollten, um die Abstands-Vorgaben von Haase trotz unlinierten Papieres einhalten zu können (Abb. 11). Renzi (2016) verweist darauf, dass liniertes oder kariertes Papier im Gegensatz zu unliniertem Papier bei PPs zu einer Zunahme der Schriftgröße führt. Dieser Effekt sollte ausgeschlossen werden.

Rummel C. (2003, S. 25) schreibt zum Handschriftentest nach Haase „Um inter- und intraindividuell valide und reliable Ergebnisse zu erlangen, wurden [...] die standardisierten Testbedingungen von Haase übernommen [...] Die Schreibbedingungen mussten stets dieselben sein, d. h., die Patienten benutzten jeden Tag den gleichen Kugelschreiber und schrieben immer zur gleichen Uhrzeit am gleichen ausreichend großen Tisch auf ein DIN-A4-Blatt einen identischen Text. Dieser musste in Schreibschrift, ohne Unterbrechung und möglichst flüssig dreimal untereinander abgeschrieben werden, wobei zwischen den einzelnen Versen ein mindestens fingerbreiter Abstand und zum linken Rand ein mindestens 2 cm großer Abstand eingehalten werden sollte". Aus den vielen Möglichkeiten der Veränderungen einer Handschrift wählte Haase die Verkleinerung der Schreibfläche aus (Deighton, 1998).

Haase (1982, S.139) definiert die neuroleptische Schwelle als das „Auftreten einer zumeist in der Feinmotorik (Handschrift) erkennbaren extrapyramidalen Bewegungshemmung" infolge der minimalen Dosis eines Wirkstoffes, bei der messbare extrapyramidal-motorische Nebenwirkungen auftreten. Er sieht sie (1985) bei einer Verkleinerung von ca. 13% als erreicht an und meint auch, dass sie sich für einen individuellen Patienten im Laufe der Jahre kaum ändert. Für diese Studie wurde die Schwelle als Haase-Wirkungs-Schwelle (H-W-S) definiert und der Klarheit wegen nicht bei ungefähr, sondern bei genau 13% festgelegt. Ebenso wurde zusätzlich zur Verkleinerung auch eine Vergrößerung dieser Größenordnung gewertet, da in der Hypothese nur eine *Veränderung* der Handschrift erwartet wird.

Ein dritter Test, der so genannte Tüpfeltest (TT), wurde immer erst zum Schluss durchgeführt. Er wurde im Rahmen dieser Arbeit nicht ausgewertet, ist aber im Anhang beschrieben (Anhang 6).

4. Ergebnisse

4.1 Der Zeitbedarf beim Schreiben

Es konnte bei der Durchführung des Handschriftentests/ Schwellentests nach Haase (ST) beobachtet werden, dass der Text allgemein bekannt war und vorwiegend auswendig geschrieben wurde. Alle PPs benötigten in der ersten Runde die meiste Zeit, aber nur zwei PPs (HPBOO, DPNOO) hatten in der vierten Runde ihre Bestzeit.

Bemerkenswert: Obwohl den Studienteilnehmern zu Beginn der Testungen gesagt wurde, dass die Zeitmessung nicht in die Wertung käme und nur im Falle eines Test-Abbruchs Bedeutung hätte, wollten alle immer sofort ihre Zeiten wissen, noch bevor sie sich für ihre Testblätter interessierten.

4.2 Beschreibende Erläuterungen zur Auswertung der Ergebnisse

Die Interventionen, die beim ST nach der H-W-S (Veränderung $\geq$ 13%) in Mittelwert, Minimum oder Maximum auffällig sind, wurden ausgewählt, um im begrenzten Rahmen dieser Arbeit in den Ergebnissen des Mäander Tests (MT) vorrangig weiter betrachtet zu werden.

Bei der Studie war kein Drop-Out zu verzeichnen. Alle zehn Teilnehmer nahmen bis zum Ende teil und erhielten auch die für sie vorgesehenen Interventionen. Allerdings konnte beim MT ein AT-Beginner, PPEOO, nach Ecken und Abweichungen nicht gewertet werden. Die MT-Ausführung entsprach trotz eines Korrekturhinweises von Seiten der Testperson jedes Mal nicht der Aufgabe. Zusätzlich musste bei der ersten Tagesbaseline nach fünf Minuten Unterbrechung durch Stillstand nach dem Studienreglement (s. Abschnitt 3.6) abgebrochen werden.

4.3 H-W-S-auffällig beim ST waren

bei der AT1-Sequenz n=5 zwei Veränderungen, nämlich bei den Minimum-Flächen des 2. VZs von (-) 17,85% und beim Gesamtrahmen von (-) 17,33%;

bei der RT1-Sequenz n=5 vier Veränderungen, nämlich bei den jeweiligen Minimum-Flächen des 1. VZs von 30,19%, des 2. VZs von 58,96%, des 3. VZs von 64,41% und des Gesamtrahmens von 38,1%.

Die AT1-Sequenz erreicht im Mittelwert des Gesamt-Rahmens eine Flächen-Verkleinerung um 11,41% und die RT1-Sequenz eine Flächen-Vergrößerung um 7,33%, aber beide keine Veränderung ≥ 13%.

Nachfolgend wurden die H-W-S-auffälligen Veränderungen der Zeit bei den Sequenzen AT1 und RT1 zusätzlich aufgeführt, obwohl Haase den Faktor Zeit nicht auswertete und deshalb die Schwelle ≥ 13% dafür nicht bestätigt ist. Aufgrund ihrer Höhe scheinen die Zeitveränderungen für PPs aber bemerkenswert (Tab. 3). Die AT1-Sequenz ergab im Mittelwert eine Verminderung des Zeitbedarfs um 29,5%, im Minimum um 10,19% und im Maximum um 34,55%. Die RT1-Sequenz ergab im Mittelwert eine Verminderung des Zeitbedarfs um 33,85%, im Minimum um 37,1% und im Maximum um 24,27%.

Bei den Sequenzen AT2 n=5 *und RT2* n=5 ergaben sich zwar auch augenscheinliche Veränderungen, beispielsweise bei der Sequenz RT2 bei der Minimum-Veränderung der Fläche des 1. VZs (-) 11,87% und bei der Mittelwert-Veränderung des 2. VZs (-) 10,08%, aber eben nicht ≥ 13%.

ST-Auszug aus der Deskriptiven Statistik- nur Veränderungen ≥ 13% H-W-S

	N	Spann-weite	Minimum	Maximum	Mittelwert		Standard-abweichung	Varianz
	Stat	Statistik	Statistik	Statistik	Statistik	Standard-fehler	Statistik	Statistik
AT1 ST Zeit %Veränderung	5	(-) 51,32	(-) 10,19	**(-) 34,55**	**(-) 29,50**	(-) 40,28	(-) 40,28	(-) 64,34
AT1 ST %Veränderung Fläche 2. VZ	5	24,46	**(-) 17,85**	6,90	4,68	22,71	22,71	50,59
AT1 ST %Veränderung Ges.-Rahmen	5	(-) 1,65	**(-) 17,33**	(-) 8,93	(-) 11,41	0,07	0,07	0,14

ST-Auszug aus der Deskriptiven Statistik- nur Veränderungen ≥ 13% H-W-S

	N	Spann-weite	Minimum	Maximum	Mittelwert		Standard-abweichung	Varianz
	Stat	Statistik	Statistik	Statistik	Statistik	Standard-fehler	Statistik	Statistik
RT1 ST %Veränderung Zeit	5	(-) 13,83	(-) 37,10	(-) 24,27	(-) 33,85	(-) 20,09	(-) 20,09	(-) 36,15
RT1 ST %Veränderung Fläche 1. VZ	5	(-) 33,59	30,19	0,47	8,83	(-) 31,52	(-) 31,52	(-) 53,11
RT1 ST %Veränderung Fläche 2. VZ	5	(-) 36,19	58,96	3,64	8,83	(-) 26,66	(-) 26,66	(-) 46,22

40

ST-Auszug aus der Deskriptiven Statistik- nur Veränderungen ≥ 13% H-W-S								
	N	Spann-weite	Minimum	Maximum	Mittelwert		Standard-abweichung	Varianz
	Stat	Statistik	Statistik	Statistik	Statistik	Standard-fehler	Statistik	Statistik
RT1 ST %Veränderung Fläche 3. VZ	5	(-) 51,38	64,41	(-)1,83	4,05	(-) 49,44	(-) 49,44	(-) 74,44
RT1 ST %Veränderung Ges.-Rahmen	5	(-) 39,91	38,1	2,65	7,33	(-) 31,09	(-) 31,09	(-) 52,52

Tab. 3: Schreibtest (ST)-Auszug aus der deskriptiven Statistik- nur Veränderungen ≥ 13%

4.4 Der MT, die AT1-und die RT1-Sequenzen im Vergleich des Zeitbedarfs

Für den MT liegt keine Maßzahl wie die H-W-S vor, es werden daher nur die %-Zahlen vergleichend betrachtet.

Die AT-Beginner sind im Mittel langsamer als die RT-Beginner, dabei mit dem RT 30% schneller als mit dem AT.

RT-Beginner sind im Mittel schneller als die AT-Beginner, dabei mit dem RT 19% schneller als mit dem AT.

Bezogen auf das Tape sind beide Sequenzen schneller mit ihrem RT.

RT-Beginner schneiden beim Mittel der Veränderung des Zeitbedarfs besser ab.

Vorrangig zu betrachten sind AT1 und RT1: Die AT1-Sequenz wird im Mittel 14,3% langsamer, die RT1-Sequenz dagegen 4,9% schneller.

MT/ Deskriptive Statistik/ Veränderungen bei der benötigten Zeit							
% Veränd. der Zeit	N	Spannweite	Minimum	Maximum	Mittelwert	Standard-abweichung	Varianz
AT1	4	178.09	(-) 33.73	84.57	14.3984	211.25971	868.826
RT1	5	3.22	(-) 5.40	0.00	(-) 4.9844	33.03587	76.985
AT2	5	5.19	(-) 10.34	0.94	(-) 4.0345	(-) 2.83842	(-) 5.596
RT2	4	7.74	(-) 18.46	0.00	10.0446	6.15864	12.696

Tab. 4: Mäandertest (MT) - Auszug aus der deskriptiven Statistik -Veränderungen bei der benötigten Zeit

4.5 Der MT, die AT1-und die RT1-Sequenzen im Vergleich der getroffenen Ecken

AT-Beginner erzielen mit dem AT im Mittel 5,8% und mit dem RT 13,4% mehr Ecken.

RT-Beginner erzielen mit dem AT im Mittel 9,8% und mit dem RT 18,4% mehr Ecken.

Bezogen auf das Tape erreichen im Mittel beide Sequenzen mehr Ecken mit ihrem jeweiligen RT.

RT-Beginner treffen bei den Ecken bei RT1 im Mittel mehr als beim AT2. Die AT-Beginner treffen beim RT2 mehr als beim AT1.

Vorrangig zu betrachten sind AT1 und RT1: Die AT1-Sequenz trifft im Mittel 5.8% mehr Ecken und RT1 trifft 18,4% mehr.

MT/ Deskriptive Statistik/ Veränderungen bei den getroffenen Ecken

% Veränder. der Ecken	N	Spannweite	Minimum	Maximum	Mittelwert	Standardabweichung	Varianz
AT1	4	0.00	4.76	2.22	5.8800	4.52043	9.244
RT1	5	52.17	(-) 54.54	17.64	18.4782	42.93406	104.302
AT2	5	13.04	(-) 11.11	6.25	9.8214	(-) 6.67139	(-) 12.897
RT2	4	0.00	9.09	4.54	13.4328	(-) 3.06276	(-) 6.031

Tab. 5: Mäandertest (MT) – Auszug aus der deskriptiven Statistik - Veränderungen bei den getroffenen Ecken

4.6 Der MT, die AT1-und die RT1-Sequenzen im Vergleich der Abweichungen

AT-Beginner verzeichnen im Mittel mit dem AT 4,5% weniger Abweichungen und mit dem RT 1% weniger.

RT-Beginner verzeichnen im Mittel mit dem AT 11,2% weniger Abweichungen und mit dem RT 14,3% weniger.

Bezogen auf das Tape verzeichnen im Mittel beide Sequenzen mit ihrem jeweils 1. Tape (AT1 und RT1) die wenigsten Abweichungen.

Vorrangig zu betrachten sind AT1 und RT1: Die AT1-Sequenz erreicht im Mittel 4.5% weniger Abweichungen und RT1 erreicht 14,3% weniger.

RT-Beginner schneiden beim Mittel der Abweichungen besser ab.

MT / Deskriptive Statistik / Veränderungen bei den Abweichungen							
% Veränder. der Abweich.	N	Spannweite	Minimum	Maximum	Mittelwert	Standardabweichung	Varianz
AT1	4	16.12	(-) 20.00	(-) 1.63	(-) 4.5226	17.73736	38.620
RT1	5	30.76	(-) 28.57	(-) 5.88	(-) 14.3958	27.26094	61.953
AT2	5	46.66	(-) 40.00	(-) 1.00	(-) 11.2000	45.70508	112.299
RT2	4	(-) 46.34	72.72	(-) 4.76	(-) 1.0638	(-) 45.51625	(-) 70.315

Tab. 6: Mäandertest (MT) –Auszug aus der deskriptiven Statistik - Veränderungen bei den Abweichungen

47

4.7 FPKOO und HPBOO, auffällig beim ST in ihrer jeweiligen Sequenz

Vorrangig dazu zu betrachten sind AT1 und RT1:

FPKOO zeigte mit dem AT1 eine 11%ige ST-Gesamtflächen-Verkleinerung, 4,76%ige Verbesserung bei den Ecken und 13,11%ige Verschlechterung bei den Abweichungen.

HPBOO zeigte mit dem RT1 eine 38,1%ige ST-Gesamtflächen-Vergrößerung, 15,38%ige Verschlechterung bei den Ecken und 19,29%ige Verschlechterung bei den Abweichungen.

Vergleich der %- Veränderung durch die Interventionen bei FPKOO und HPBOO, die beim ST jeweils die auffälligste Gesamtrahmen-Veränderung ihrer Sequenz aufwiesen.				
Proband	FPKOO	HPBOO	FPKOO	HPBOO
Intervention	AT1	RT1	RT2	AT2
ST-Gesamt-Rahmen	(-) 11,01	38,1	(-) 0,31	(-) 12,9
MT-Ecken	4,76	(-) 15,38	9,09	(-) 11,11
MT-Abweichungen	13,11	19,29	39,68	(-) 2,86

Tab. 7: Ergebnisse von FPKOO und HPBOO, auffällig beim ST in ihrer Sequenz

4.8 Besonderheiten beim Vergleich aller RT1- und AT1-Beginner

Beim Vergleich vorliegender ST- und MT-Ergebnisse zeigt sich, dass die RT-Beginner größere Effekte durch die Tapes vorweisen. Diesbezügliche Kreuztabellen auch bezüglich der Komorbiditäten (s. Abschnitt 3.5) ergaben keine Hinweise, aber es gab bei RT1 gegenüber AT1 augenscheinliche Besonderheiten:

Zwischen den RT-Beginnern und den AT-Beginnern gab es bei der Tageszeit der Testungen, die auf Wunsch der PPs so festgelegt worden waren, einen Unterschied: RT1 um 12:00, 9:00, 15:30 und 2x um 10:00. AT1 um 19:25, 12:00, 15:30, 13:00 und 17:30. Streichen wir für mehr Übersichtlichkeit die Zeiten heraus, die in beiden Sequenzen vorkommen, bleiben bei RT1 9:00, 10:00 und 10:00 *vormittags*, bei AT1 13:00, 17:30 und 19:25 *nachmittags*.

PPEOO und FPKOO waren beide der AT1-Sequenz zugeteilt. PPEOO war als Einziger ohne Parkinson-Medikation und wies das klassische Mikrographie-Bild auf (Abb. 2C). FPKOO zeigte trotz Parkinson-Medikation ein augenscheinlich ähnliches Schriftbild. Nach den ersten Auswertungen der Studienergebnisse wurde deshalb auch ein Informationsschreiben für den behandelnden Neurologen von FPKOO mitgegeben, mit dem Hinweis, dass aufgrund der Messungen die Medikation möglicherweise optimiert werden könne. Diesbezügliche Untersuchungen wurden eingeleitet, waren aber bis zum Abschluss dieser Arbeit noch nicht abgeschlossen.

AT1/ RT2	Inter- vent.	%Veränd.	%Veränd.	%Veränd.	%Veränd.	%Veränd.
ST		Zeit	1. VZ	2. VZ	3. VZ	Gesamt- Rahmen
FPKO O	AT1	(-) 47,79	(-) 41,19	(-) 21,70	(-) 11,01	(-) 35,63
	RT2	15,22	(-) 6,58	(-) 14,82	(-) 4,82	(-) 0,31
PPEO O	AT1	(-) 34,55	(-) 21,72	20,02	(-) 13,85	(-) 23,6
	RT2	8,48	2,35	(-) 39,96	(-) 29,29	(-) 21,71

Tab. 8: Schreibtest (ST)-Ergebnisse von FPKOO und PPEOO.

Zum Mäander-Test: Die Betrachtung der individuellen MT-Ergebnisse der beiden im ST der Sequenz AT1 auffälligen PPs FPKOO und PPEOO: PPEOO konnte durch eine eigenwillige Interpretation der Aufgabe in Ecken und Abweichungen nicht gewertet werden. Bei FPKOO führten beide Tapes bei allen drei Parametern zur Verbesserung. Die schnellere AT1-Sequenz war dabei weniger treffsicher.

Bei zwei Parametern, den Ecken und Abweichungen, haben sich KPAOO mit dem RT und RPÜOO mit dem AT verbessert. Beide benötigten dafür aber mehr Zeit.

Code MT	Intervention	%Veränderung Zeit Interv/Tbline	%Veränderung Ecken Interv/Tbline	%Veränderung Abweichungen Interv/Tbline
KPAOO	AT1	4,42	17,14	0
	RT2	56,12	57,14	(-) 3,23
WPSOO	AT1	(-) 27,71	0	9,09
	RT2	3,08	(-) 5	21,95
RPÜOO	AT1	84,57	2,22	(-) 20
	RT2	0	4,55	72,73
FPKOO	AT1	(-) 55,28	4,76	(-) 13,11
	RT2	(-) 18,46	9,09	(-) 39,68
PPEOO	nicht auswertbar			

Tab. 9: Mäandertest (MT) Ergebnisse in der Summe aller 4 Mäander bei den AT-Beginnern.

Zwei Mal führte die erste Intervention bei den RT-Beginnern bei allen drei Parametern zur Verbesserung, bei EPAOO und CPBOO.

Bei den Parametern Ecken und Abweichungen, allerdings mit mehr Zeitbedarf, verbesserten sich CPBOO mit dem AT und DPNOO mit beiden Tapes.

Code MT	Intervention	%Veränderung Zeit Interv/Tbline	%Veränderung Ecken Interv/Tbline	%Veränderung Abweichungen Interv/Tbline
HPBOO	RT1	(-) 40,98	(-) 15,38	(-) 19,28
	AT2	(-) 10,34	(-) 11,11	2,86
EPAOO	RT1	(-) 9,09	17,65	31,82
	AT2	(-) 15,71	(-) 15,62	(-) 1,82
MPROO	RT1	(-) 13,46	(-) 54,55	15,87
	AT2	(-) 6,60	(-) 11,54	(-) 8,54
CPBOO	RT1	(-) 5,41	27,27	(-) 30,67
	AT2	13,51	6,25	(-) 51,47
DPNOO	RT1	37,50	108,33	(-) 5,88
	AT2	1,90	123,08	(-) 1

Tab. 10: Mäandertest (MT) Ergebnisse in der Summe aller 4 Mäander bei den RT-Beginnern.

4.9 Die nachträgliche Selbsteinschätzung der PPs.

Bei den Ergebnissen fiel auf, dass die Selbstwahrnehmung der PPs teilweise von den gemessenen Leistungen abwich. FPKOO kreuzte auf dem Umfragebogen an, dass kein Tape Einfluss auf seine Handschrift habe. Er hatte sich aber mit beiden Tapes bei allen drei Parametern des MT deutlich verbessert. Mit dem RT waren die Ergebnisse bei Ecken und Abweichungen noch besser als beim AT, dafür war dabei die Zeitverbesserung geringer. DPNOO gab auch an, dass keines der Tapes Einfluss hatte, obwohl er beim MT mit beiden besser war, mit dem AT dabei besonders bei den Ecken und mit dem RT besonders bei den Abweichungen. Er benötigte allerdings mehr Zeit. PPEOO gab an, den AT nicht, und RPÜOO gab an, ihn nur am linken Arm erhalten zu haben und ihn deshalb nicht bewerten zu können. Drei PPs kreuzten an, dass kein Tape Auswirkungen auf ihre Handschrift hat, drei PPs das AT und vier PPs das RT.

Als länger wirkende Tape-Anlage für zuhause wünschte sich ein PP keines von beiden. Zwei PPs wünschten sich beide Tapes gleichzeitig und sieben PPs nur das RT, wovon zwei es speziell wegen der erlebten aufrichtenden Wirkung längerfristig geklebt haben wollten.

Bezüglich der schon angesprochenen, teilweise verzerrten Selbstwahrnehmung sagte PPEOO (15.12.2017): „Der Rückentape war schlecht für mich, denn durch ihn habe ich gemerkt, wie langsam ich bin. Bisher haben mir das nur die anderen gesagt". PPEOO hatte nach Abschluss der Studie gewünscht, das Rückentape längerfristig geklebt zu bekommen und stimmte danach erstmals einer Parkinson-Medikation zu, die unterdessen mit gutem Ergebnis auch erfolgt ist.

4.10 Adverse Event und Serious Adverse Event

Die Studie erstreckte sich von der ersten Testung am 17.11.2016 bis zur 20. Testung am 15.12.2016 über etwas mehr als vier Wochen. Bezüglich eines Adverse Events bzw. eines Serious Adverse Events wurden alle Teilnehmer an der Studie am 16. oder 17.12.2016 telefonisch befragt.

17.11.2016- 15.12.2016 Adverse Event (AE): Zwei.

- PPEOO hatte fünf Tage nach der zweiten Intervention Probleme mit Unterzucker, weil er/sie als Diabetiker/Diabetikerin vergessen hatte, sich zu spritzen.
- WPSOO bekam eine Woche nach der zweiten Intervention beim Besuch eines Parkinsonspezialisten die Medikation umgestellt, was zu Halluzinationen und einem ängstlichen, depressiven Gesamtzustand führte.

17.11.2016-15.12.2016 Serious Adverse Event (SAE): Keines.

5. Diskussion

5.1 Kritische Betrachtung des Studienaufbaues und methodischen Vorgehens

5.1.1 Design

Die Entscheidung für das Crossover-Design mit seinen bekannten Vorteilen fiel in der Annahme, dass mit n=10 eine ausreichende Fallzahl für eine zumindest die Tendenz bestätigende Signifikanzberechnung gegeben wäre. Es wurde im Vorfeld fälschlicherweise davon ausgegangen, dass RT1+ RT2 sowie AT1+ AT2 jeweils als addierbare Ergebnisse gelten würden. Nach Wellek und Blettner (2012) hängt der wissenschaftliche Wert der Ergebnisse entscheidend davon ab, dass bei der Planung und Auswertung die Besonderheiten des Crossover-Designs, die bei standardmäßigen Parallelgruppen-Versuchen keine Rolle spielen, beachtet werden. Bei der Auswertung muss eine Trennung nach Sequenzgruppen erfolgen.

Es ergaben sich somit bei den vier Sequenzen beim ST jeweils n=5. Beim MT gilt bei den RT-Beginnern n=5 und bei den AT-Beginnern durch die Nicht-Auswertbarkeit in beiden Durchgängen bei PPEOO nur n=4. Eine Signifikanzberechnung hätte in diesem Fall keinen Aussagewert gehabt. Die deskriptive Statistik bleibt auf Mittelwert, Minimum, Maximum, Spannweite, Varianz und die Standardabweichung bei der Betrachtung der Ergebnisse für n=max.5 beschränkt.

5.1.2 Die Vergleichbarkeit und Homogenität der Sequenzen

wurde durch Vergleich mit dem Lebensalter der PPs und der H&Y-Zuordnung überprüft und kann als gut eingestuft werden. Der Mittelwert nach H&Y unterschied sich nur um 0,4 Ziffern (RT-Beginner 2,5 und AT-Beginner 2,9). Der Mittelwert des Lebensalters unterschied sich nur um zwei Jahre (RT-Beginner 71,4 und AT-Beginner 73,4).

In der Literatur wird die Auswirkung des Alters auf die Testergebnisse bei Handschriftentests nicht einheitlich bewertet. Bergener (2012) erkennt bei PPs nur geringen Einfluss zumindest auf die parkinson-spezifischen mathematischen Merkmale, wohingegen Mergl, Tigges et al. (1999), allerdings bei Gesunden, einen Einfluss des Lebensalters auf die Schreibbewegungen sehen.

Alle Studienteilnehmer bezeichneten sich selbst als Rechtshänder.

Die Geschlechter-Verteilung waren sieben männliche und drei weibliche PPs; (RT-Beginner: Vier Mal männlich, einmal weiblich; AT-Beginner: Drei Mal männlich, zwei Mal weiblich).

Neun PPs standen unter Parkinsonmedikation, ein PP (AT-Beginner) nicht.

5.2 Kritische Betrachtung der Ergebnisse

Im Vorfeld dieser Fallstudie stand eine Beobachtung, die, sollte sie sich unter Studienbedingungen bestätigen, Erleichterung für verschiedene Problemstellungen in der Praxis bringen könnte, etwa bei einer möglichen therapeutischen Einflussnahme auf den off-Zustand eines Parkinson-Patienten bei der Motorischen Neuro-Rehabilitation.

Zu den erzielten Messergebnissen drängen sich verschiedenste Fragen auf:

- Wenn beide Interventionen Ergebnisse bringen, könnte dieser Effekt ausschließlich einer Placebo-Wirkung geschuldet sein?

Diese Vermutung lässt sich nur bedingt halten, da die eine Intervention (AT1) zur Schriftverkleinerung und die andere (RT1) zur Schriftvergrößerung führte.

- Ist die Verbesserung bei der benötigten Zeit nur eine Folge der Übung?

Dagegen spricht, dass nur bei zwei PPs die vierte Testung auch die schnellste war.

- Ist die Ergebnis-Auffälligkeit bezüglich der unterschiedlichen Test-Tages-Zeiten der RT1- und AT1-Sequenzen zufällig?

Das Ergebnis lässt zu einer möglichen besten-on-Phase (s. Abschnitt 3.3.4) an das Thema Chronotherapie und den zirkadianen Rhythmus denken. „Eine interessante Fragestellung in diesem Zusammenhang ist, ob die Effektivität therapeutischer Interventionen in Abhängigkeit von der Tageszeit variiert", meint Waltl (2004, S. 24).

Die Funktionen, die tagesrhythmischen Schwankungen unterworfen sind, gehören vorwiegend in den Einflussbereich des vegetativen Nervensystems.

- Wenn beiden Tapes der globale, taktile Reiz im Sinne eines Cues über die Haut gemeinsam ist, worin besteht der Wirk-Unterschied, der die teilweise nicht nur deutlich differierenden, sondern sogar gegensätzlichen Ergebnisse erklären würde? Sollte es ein Placeboeffekt sein, würde er wohl beim AT größer ausfallen, da es sich um einen Handschriften-Test handelte und ein Tape auf dem Arm dazu sinniger erscheint. Das RT zeigte aber die größeren Effekte.

- Das beklebte Gebiet des AT liegt im Innervations-Gebiet des N. cutaneus brachii lateralis superior (Nervus axillaris), des N. cutaneus brachii posterior und lateralis (Abb. 7C). Beeinflusst es somit beim Schreiben im Sinne einer sensomotorischen Fascilitation den M. deltoideus und somit das Wegbewegen des Armes vom Oberkörper?

- Darüber hinaus klebt das Tape im Verlauf des Dreifach-Erwärmer-Meridians. Beeinflusst es somit nach der Meridianlehre aus der Traditionellen Chinesischen Medizin (Penzel, 1993) und der Kinesiologie (Thie&Thie, 2008) neben der Schilddrüse und dem Vestibularsystem auch die Extension von Handgelenk und Ellbogen, die Schulterabduktion und- Aussenrotation, die für den motorischen Anteil beim Schreiben benötigt werden (Abbildung 7B)?

- Welche Prozesse in welchen Strukturen könnte durch die spezielle Lage des RT zur insgesamt deutlicheren Veränderung der Handschrift als mit dem AT über vermuteten Cue und Placebo hinaus in Gang gesetzt werden? Es wurde auf den aufrichtend wirkenden Musculus erector spinae entlang der Wirbelsäule geklebt. Somit verläuft es aber auch senkrecht verbindend durch das Gebiet der Rumpf-Rücken-Dermatome, im Verlauf des Blasenmeridians und direkt über dem Grenzstrang, dem Truncus Sympathicus. Nach der Meridianlehre obliegt dem Blasenmeridian nicht nur die energetische Versorgung des Rückens. Über die Zustimmungspunkte seines inneren Astes, in dessen Verlauf das RT geklebt ist, könnte darüber hinaus ein wechselwirkender Reiz auf die Organe und somit den Stoffwechsel der Körper-Chemie erzielt werden, wie auch in anderer Form über die Dermatome.

55

Die Möglichkeit eines Einflusses mit dem RT über die Haut auf den Grenzstrang lässt sich beim Betrachten der (Abb. 4 u. Abb. 8) erahnen. Die vernetzenden Möglichkeiten eines Zugangs zum ZNS durch den sensorischen und mechanischen Reiz auch über das PNS auf das VNS könnte man aus der (Abb. 5) ableiten. Schiebler und Korf (2007) sehen Rückenmark und Gehirn als untrennbar mit dem peripheren Nervensystem verbunden und kommen zu dem Schluss, dass das Nervensystem sich unter verschiedenen Gesichtspunkten gliedern lässt, wie zentral-peripher, animalisch-autonom, graue Anteile- weiße Anteile, Neuronensysteme. Basis hierfür ist die Anordnung der Neuronen mit ihren Fortsätzen in funktionellen Systemen und in Leitungsbögen mit afferenten und efferenten Anteilen. Durch Interneurone mit inhibitorischen bzw. exzitatorischen Fähigkeiten entsteht im ZNS ein Netzwerk, welches ein ausbalanciertes Zusammenwirken aller beteiligten Anteile des Nervensystems ermöglicht. Sie beschreiben das animalisch-somatische Nervensystem als Vermittler zwischen Organismus und Umwelt. Das autonom-vegetative Nervensystem steuert die Tätigkeiten der inneren Organe und sorgt für die Konstant-Erhaltung des inneren Milieus. Bei seiner Betrachtung ging man lange nur von einer antagonistischen Wechselwirkung seines parasympathischen und sympathischen Astes aus. Neuerdings beobachtet man auch die synergistische Wechselwirkung, in die wohl zusätzlich der enterische Ast des VNS mit einbezogen werden muss.

Ergänzend erscheint ein selektiver Blick in die Physiologie weiterführend. Seller beschrieb schon (1994) Erregungsübertragungen im vegetativen Nervensystem, die als nichtcholinerg und nichtadrenerg bezeichnet werden. Es konnten z.B. Peptide in den Terminalen postganglionärer Neurone nachgewiesen werden. In der Rezeptorphysiologie spricht man von einer homologen Regulation, wenn diese durch Konzentrationsveränderungen der eigenen Rezeptoragonisten verursacht wird. Bei Durchtrennung von postganglionären Nerven kann man eine Denervierungs-Hypersensitivität der Erfolgsorganreaktionen auf Noradrenalin und Adrenalin beobachten, die bei Durchtrennung der präganglionären Nerven nicht auftreten. Deshalb wird heute bei einigen Erkrankungen die Veränderung an den Rezeptoren diskutiert.

Die durch den Sympathikus oder den Parasympathikus ausgelösten Reaktionen werden nur in ihrer wechselwirkenden Gesamtheit verständlich - dort, wo sie ihre

Bedeutung in einer gemeinsamen Unterstützung homöostatischer Regulationen oder bei bestimmten Leistungen des Gesamtorganismus haben. Es würden sich dazu spezielle Studien empfehlen, deren Fokus auf möglichen causalen Zusammenhängen zwischen primären Stoffwechsel-Entgleisungen und zentralneurologischen Folge-Erkrankungen läge.

Bei der Betrachtung aller angesprochenen Zusammenhänge taucht eine Grundsatzfrage auf, denn nach Waltl (2004) bleibt es bisher schwer, zu beantworten, welchen Einfluss therapeutische Interventionen am Patienten auf dessen neurale vegetative Aktivität nehmen: Wenn man davon ausgeht, dass durch eine therapeutische Intervention, wie hier durch das getestete Rückentape, eine gezielte Trigger-Funktion auf den Truncus sympathicus und somit weiter laufend auf Vorgänge im ZNS ausgelöst werden kann, läge dann hier der Erklärungsansatz für einen Wirkungsweg der Traditionellen Methoden wie Bobath, Vojta und PNF? Bei diesen wird bekanntlich besonderer Wert auf Einbeziehen des Rumpfes mit der Diagonalen und Rotation über die Wirbelsäule gelegt, stabilisierend, widerlagernd, mobilisierend-aktiv und passiv (s. Abschnitt 2.1.6).

Zur Klärung dieser Frage würde sich eine multidisziplinäre, über den Kompetenz-bereich der Motorischen Therapeuten hinaus angelegte Studie empfehlen, erweitert durch verschiedene Kontrollgruppen.

6. Fazit und Ausblick

Die Veränderung der Handschrift durch die getestete Tape-Intervention konnte unter Studienbedingungen bei unterschiedlichen Parkinson-Patienten mit teilweise deutlicher Tendenz nachgewiesen werden. Funktionelle Kinesiotapes sollten deshalb als Möglichkeit einer wirkungsvollen und unkomplizierten sensomotorischen Ergänzung innerhalb der Motorischen Rehabilitation weiter untersucht werden.

Die therapeutische Nutzung der sehr früh in der Embryonalphase entstehenden somatischen Sensibilität, die uns über Haut und Bewegungsapparat die eigene körperliche Existenz und die Verbindung zur Umwelt wahrnehmen lässt, ermöglicht erfahrungsgemäß bei vielen neurologischen Patienten, insbesondere bei Parkinson-Patienten, einen guten Zugang zu deren Potential. Wenn das Vegetative Nervensystem als Vermittler zwischen dem Peripheren und Zentralen Nervensystem gesehen werden könnte, würde ein therapeutischer Reiz auf das Stoffwechselorgan Haut aus dem Peripheren Nervensystem über die Weiterleitung durch das Vegetative Nervensystem eine therapeutische Zugangsmöglichkeit zum Zentralen Nervensystem ermöglichen. Ein vermutlich dosierbarer Wirkungsweg könnte sich durch einen gezielten Trigger auf den Truncus Sympathicus ergeben, für den Patienten passiv, wie beispielsweise durch den getesteten Tape oder aktiv, wie durch Mobilisation seiner Brust-Wirbelsäule und ihrer angrenzenden Strukturen.

Es wurde gezeigt, dass eine kleine Pilot-Studie, ohne größeres Budget oder Sponsoring, auch im ambulanten Umfeld qualitativ hochwertig möglich ist. Das sollte Therapeuten ermutigen, sich zum Wohle aller Betroffenen über die reine Dokumentation hinaus an die Evidenzbasierung ihrer besonderen Praxis-Beobachtungen heranzuwagen. Der Anspruch vorliegender Studie, ein Hinweisgeber zu weiteren nicht-medikamentösen Forschungen zu sein, konnte wohl erfüllt werden.

Literaturverzeichnis

Bähr A. (2014) Die Bedeutung der wahrnehmenden Berührung im physiotherapeutischen Prozess; Eine explorative Studie; Dissertation an der Universität Hildesheim.

Benedetti F., Colloca L., Torre E., et al. (2004) Placebo-responsive Parkinsonpatients show decreased activity in single neurons of subthalamic nucleus; Nature Neuroscience, Vol.7 (6), June 2004; http://www.nature.com/neuro/journal/v7/n6/full/nn1250.html; Zugriff am 22.4.2017.

Bergener K. (2012) Computergestützte Analyse der Handfunktion beim Morbus Parkinson mit Hilfe eines multisensorischen elektronischen Stiftes (Biometric Smart Pen®); Dissertation an der Universität Erlangen-Nürnberg.

Braak H., Bohl J.R., Vos R.A. de et al. (2006) The staging procedure for the inclusion body pathology associated with sporadic Parkinson`s disease reconsidered; Mov Disord 2006; 21: 2042-2051.

Bringeland N.E., Boeger D. (2017) Narbentherapie; Wundheilungs- und faszienorientierte Therapieansätze; München; Elsevier.

Brügger A.(1980) Die Erkrankungen des Bewegungsapparates und seines Nervensystems; Grundlagen und Differenzialdiagnose; Ein interdisziplinäres Handbuch für die Praxis (2. Auflage); Stuttgart, New York; Fischer.

Ceballos-Baumann A. (2014) Behandlungskonzepte nach Schädigung des Nervensystems; in Müller F., Walther E., Herzog J. (Hrsg.); Praktische Neurorehabilitation; Stuttgart; Kohlhammer.

Ceballos-Baumann A., Fietzek U. (2013) Parkinson-Syndrome; Gangstörung und Freezing; Psychatrie & Neurologie 3/2013; S. 29-31.

Ceballos-Baumann A. (2011) Extrapyramidale Syndrome; in Mattle H., Mumenthaler M. (Hrsg.); Neurologie (13. Aufl.) Stuttgart, New York; Thieme.

Cho H-y, Kim E-H, Kim J., Yoon Y.W. (2015) Kinesio taping improves pain, range of motion, and proprioception in older patients with knee osteoarthritis; A randomized controlled trial; Am J Phys Med Rehabil 2015;94: S.192-200.

Deighton R. (1998) Kinematische Analyse zu extrapyramindalmotorischen Neuroleptika-Nebenwirkungen in der Feinmotorik schizophrener Patienten; Diplomarbeit an der Universität Konstanz.

DGN S3-Leitlinie Idiopathisches-Parkinson-Syndrom; Kurzversion; Aktualisierung (2016); AWMF-Register-Nummer: 030-010; Deutsche Gesellschaft für Neurologie DGN.

Dudel J., Menzel R., Schmidt R.F. (2001) Neurowissenschaft; Vom Molekül zur Kognition (2. Aufl.) Berlin, Heidelberg; Springer.

Ebersbach G., Wissel J. (2010) Parkinsonkrankheit und Dystonie; in Frommelt P. und Lösslein H. (Hrsg.); NeuroRehabilitation; Ein Praxisbuch für interdisziplinäre Teams; Berlin, Heidelberg; Springer.

Ebert S. (2015) Small- und Large-fiber-Beteiligung bei Morbus Parkinson; Dissertation an der Universität Würzburg.

Ellis T., de Goede C.J., Feldman R.G., Kwakel G., Wagenaar R.C. (2005) Efficacy of a physical therapy program in patients with Parkinson's disease; a randomized trial; Arch Phys Med Rehabil 86; S. 626-632. http://www.archives-pmr.org/article/S0003-9993 (01)70808-8/pdf; Zugriff am 2.6.2017.

Frank M.J., O`Reilly R.C., Seeberger L.C. (2004) by carrot or by stick: cognitive reinforcement learning in parkinsonism; Science 2004; 306; 1940-1943. http://www.psych.colorado.edu/~oreilly/papers/FrankSeebergerOReilly04.pdf; Zugriff am 2.6.2017.

Frommelt P., Grötzbach H. (2010) Hoffnung- eine unterschätzte Therapie; in Frommelt P. und Lösslein H. (Hrsg.); NeuroRehabilitation; Ein Praxisbuch für interdisziplinäre Teams; Berlin, Heidelberg; Springer.

Frommelt P., Lösslein H. (2010) NeuroRehabilitation; Ein Praxisbuch für interdisziplinäre Teams; Berlin, Heidelberg; Springer.

Fuente-Fernández R. de là, Ruth T.J., Sossi V. et al. (2001) Expectation and Dopamine release; Mechanism of the Placebo Effect in Parkinson`s Disease; Science; Bd.293, Nr.5532: 1164-1166.

Gerlach M., Reichmann H., Riederer P. (2003) Die Parkinson-Krankheit; Grundlagen – Klinik – Therapie; Wien, New York; Springer.

Gibbons C. H., Garcia J., Wang N. et al. (2016) the diagnostic discrimination of cutaneus a-synuclein deposition in Parkinson`s Disease; Neurology 2016; 87 (5); 505-512.

Goetz C.G., Wuu J., McDermott M.P., et al. (2008) Placebo Response in Parkinson's Disease; Comparisons Among 11 Trials Covering Medical and Surgical Interventions; Movement Disorders; Vol. 23, No. 5, 2008, pp. 690-699. http://www.onlinelibrary.wiley.com/doi/10.1002/mds.21894/epdf?r3, Zugriff am 19.5.2017.

Goetz C.G., Poewe W. et al. (2004) Movement Disorder Society Task Force Report on the Hoehn and Yahr Staging Scale; Status and Recommendations; The Movement Disorder Society Task Force on Rating Scales for Parkinson`s Disease; Movement Disorders, Vol.19, No.9, 2004, 1020-1028.

Haase H.J. (1982) Therapie mit Psychopharmaka und anderen seelisches Befinden beeinflussenden Medikamenten (5.Aufl.); Stuttgart; Schattauer.

Haase H.J., Jansen P.A.J. (1985) the action of neuroleptic drugs (2. Aufl.); Amsterdam, New York, Oxford; Elsevier Science Publishers B.V. (Biomedical Division).

Heidler M.-D. (2010) Mikrografien; Nervenheilkunde 7-8/2010; Schattauer; http.//www.nervenheilkunde-online.de; Zugriff am 10.05 2017.

Hely M.A., Reid W.G., Adena M.A., Halliday G.M., Morris J.G. (2008) The Sydney multicenter study of Parkinson`s disease; the inevitability of dementia at 20 years; Mov Disord; 23(6); 837-844. http://www.researchgate.net/publication/227800791_The_Sydney_Multicenter_ Study_of _Parkinson%27s_disease_the_inevitability_of_dementia_at_20_years; Zugriff am 8.6.2017.

Hoehn M.M., Yahr M.D. (1967) Neurology®; 17; 427 Online-Version: http://www.neurology.org/content/17/5/427; Zugriff am 10.04.2017.

Ilbeygui R. (2017) Taping; Techniken-Wirkungen-Klinische Anwendungen (2. Aufl.); München; Urban& Fischer.

Jeanmonod R. M. (2010) Welchen Anteil am therapeutischen Erfolg nimmt der Placebo Effekt bei der physiotherapeutischen Behandlung von Low Back Pain in Bezug auf die Schmerzen und die Rumpfbeweglichkeit ein? Bachelorarbeit an der Zürcher Hochschule für Angewandte Wissenschaften.

Jellinger K.A. (2012) Neuropathology of sporadic Parkinson`s disease; Evaluation and changes of concepts; Movement Disorders 27(1); New Insights for the Healthcare Professional; S.8-30.

Kentenich H., Pietzner K. (2011) Placebo in der Medizin oder: Die Rolle des Arztes im therapeutischen Prozess; Reproduktionsmed Endokrinol 2011; 8 (Sonderheft 2); S. 9-15.

Klinke R., Silbernagel S. (2006) in Schünke M., Schulte E., Schumacher U. et al. (Hrsg.); Prometheus; LernAtlas der Anatomie; Stuttgart; Thieme.

Klockgether T., Dichgans J. (1994) Visual control of arm movement in Parkinson's disease; Movement Disorders, 9(1), 48-56.

Klucken J., Barth J., Maertens K. et al. (2011) Mobile biosensor-based gait analysis ; A diagnostic and therapeutic tool in Parkinson's disease; Nervenarzt: 1604-1611.

Lemke M.R., Fuchs G, Gemende I. et al. (2004) Psychometric comparisons of the timed up and go, one-leg stand, functional reach, and tinetti balance measures in community-dwelling older people; J Am Geriatr Soc 52: 1343-1348.

Lyubomirsky S., King L., Diener E. (2005) the benefits of frequent positive affect, does happiness lead to success? Psychol Bull 2005, 131, 803-855.

Mergl R.,Tigges P, Schroter A., Moller H. J. et al. (1999) Digitized analysis of handwriting and drawing movements in healthy subjects: methods, results and perspectives; Journal of Neuroscience Methods 90(2): 157-169. http://ac.els-cdn.com/S0165027099000801/1-s2.0-S0165027099000801-main.pdf?_tid=97ca5a2c-7603-11e7-995e-00000aacb35f&acdnat=1501514527_4b19832118a129633de6053947aecf8d; Zugriff am 10.04.2017.

Metschke R., Wellbrock R. (2002) Datenschutz in Wissenschaft und Forschung; Brozio V. (Hrsg.); Berliner Beauftragter für Datenschutz und Informationsfreiheit.

Moskowitz J.T., Epel E.E., Acree M. (2008) Positive affect uniquely predicts lower risk of mortality in people with diabetes; Health Psychol 2008; 7; 573-582.

Mumenthaler M., Mattle H. (2002) Neurologie (11. Aufl.); Stuttgart, New York; Thieme.

Penzel W. (1993) Akupunkt-Massage nach Penzel; Band 1; 12. Auflage; Heyen; Eigenverlag.

Reining S., Driever W., Arrenberg A. B. (2017) Current Biology 27; 1-16; Elsevier; http://www.aerztezeitung.de/extras/druckansicht/?sid=917916&; Zugriff am 26.8.2017.

Renzi W. (2016) Schreibstörungen bei Morbus Parkinson; Erscheinungsbild und Therapie; Nervenheilkunde 2016; 35; 190-196.

Richards C., Cody F.W.J. (1997) Proprioceptive control of wrist movements in Parkinson's disease; reduced muscle vibration-induced errors; Brain (1997); 120; 977–990.

Rijk M.C. de, Launer L.J., Berger K et al. (2000); Prevalence of Parkinson`s disease in Europe; A collaborative study of Population- based cohorts; Neurology 2000; 54; (suppl 5) S. 21-23.

Rummel C. (2003); Die Bestimmung der neurologischen Schwellendosis; Dissertation an der Technischen Universität München.

Santos G.L.d., Souza M.B., Desloovere K., et al. (2017); Elastic Tape Improved Shoulder Joint Position Sense in Chronic Hemiparetic Subjects; A Randomized Sham-Controlled Crossover Study; PLoS ONE 12(1): e0170368; http://journals.plos.org/plosone/article?id=10.1371/journal.pone.0079046; Zugriff am 17.3.2017

Saracino S. H. (2004); Kinematische Untersuchung von Schreib- und Zeichenbewegungen bei Patienten mit Chorea Huntington; Dissertation an der Neurologischen Klinik und Poliklinik der Technischen Universität München, Klinikum rechts der Isar.

Schäffer E., Berg D. (2017); Neudefinition der Parkinson-Erkrankung; Akt Neurol 2017; 44(04): 260-266; Stuttgart, New York; Thieme.

Schiebler T.H., Korf H.-W. (2007) Anatomie; Histologie, Entwicklungsgeschichte, makroskopische und mikroskopische Anatomie, Topographie unter Berücksichtigung des Gegenstandskatalogs; Berlin, Heidelberg, New York; Steinkopff-Springer.

Schleip R., Baker A. (2016) Faszien in Sport und Alltag; München; Riva.

Schünke M., Schulte E., Schumacher U. et al. (2006) Prometheus; LernAtlas der Anatomie; Stuttgart; Thieme.

Seller H. (1994) Neurovegetative Regulationen; in Klinke R., Silbernagel S. (Hrsg.) Lehrbuch der Physiologie; Stuttgart, New York; Thieme.

Skidmore F.M. et al. (2009) Conceptual hypometria? An evaluation of conceptual mapping of space in Parkinson's disease; Neurocase 2009; 15(2): 119–25.

Sonnenschmidt R. (2016) Gehirn und Nervensystem- Blüte der Spiritualität; Kandern; Narayana.

Sperber S. (2000) Untersuchung der Plasmaoxidierbarkeit und des Antioxidantienstatus im Blutplasma von Patienten mit Morbus Parkinson: ein Beitrag zur Frage des oxidativen Stress in der Pathogenese des Morbus Parkinson; Dissertation an der Universität Hamburg.

Staubesand J. (1988) Sobotta; Atlas der Anatomie des Menschen (19. Aufl., Bd. 1) München, Wien, Baltimore; Urban& Schwarzenberg.

Swid I. (2010) Wann beginnt die Parkinson-Krankheit? Retrospektive Epidemiologische Studie; Inaugural-Dissertation an der Eberhard Karls Universität, Tübingen.

Teulings H.L. et al. (2002) Adaptation of handwriting size under distorted visual feedback in patients with Parkinson's disease and elderly and young controls; J Neurol Neurosurg Psychiatry 2002; 72(3): 315–324. http://jnnp.bmj.com/content/jnnp/72/3/315.full.pdf, Zugriff am 8.6.2017.

Thie J.F., Thie M. (2008) Touch for Health; Das umfassende Standardwerk für die Praxis (2. Aufl.); Kirchzarten; VAK.

Thümler R. (2006) Die Parkinson-Krankheit, Mehr wissen - besser verstehen (3. Aufl.); Stuttgart; Trias in MVS.

Trepel M. (2012) Neuroanatomie, Struktur und Funktion (5.Aufl.); München; Urban& Fischer.

Turbanski S.(2005) Zur posturalen Kontrolle bei Morbus Parkinson - Biomechanische Diagnose und Training –Inauguraldissertation an der Johann Wolfgang Goethe-Universität; Frankfurt am Main.

Waltl J. (2004) Veränderungen der vegetativen Efferenz durch die Mobilisation der vierten Rippe; in Physio Austria (Hrsg); Prämierte Diplomarbeiten 2003; Wien, Facultas.

Weise D.T. (2006) Maladaptive Plastizität bei Schreibkrampf Patienten; Inauguraldissertation an der Julius-Maximilians-Universität; Würzburg.

Weiss M. (2006) Visuelle Kontrolle von Schreibbewegungen; eine PET Aktivierungsstudie; Dissertation an der Technischen Universität München.

Wellek S., Blettner M. (2012) on the proper use of the crossover design in clinical trials: part 18 of a series on evaluation of scientific publications; Dtsch. Ärzteblatt Int. 2012; 109 (15); 276-81.
https://www.aerzteblatt.de/int/archive/article?id=124835; Zugriff am 2.4.2017

Hinweis

Für weitere Informationen, zum Beispiel zum individuellen Anlegen der getesteten Kinesiotapes, besuchen Sie mich gerne auf meiner Website:

http://praxis-krugmann.de/

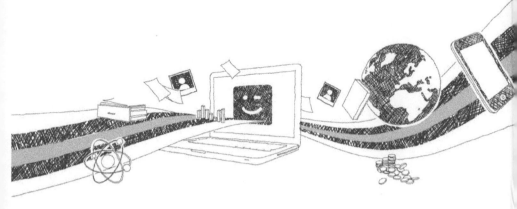

Lightning Source UK Ltd.
Milton Keynes UK
UKHW010635280621
386280UK00001B/255

9 783346 005939